药学实践教学创新系列教材

（供药学类、中药学类及相关专业用）

总主编　李校堃　叶发青

药物化学模块实验教程

Yaowu Huaxue Mokuai
Shiyan Jiaocheng

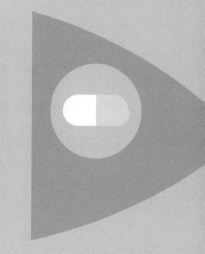

U0213154

主　　编　叶晓霞

副 主 编　杨新宇　李　永　郭　平

主　　审　林　丽

编委会成员（按姓氏笔画排序）

卫　涛　叶晓霞　叶筱琴　刘剑敏

孙　东　吴建章　李　永　杨丽珠

杨新宇　陈大茵　赵云洁　郭　平

谢夏丰　蔡文选

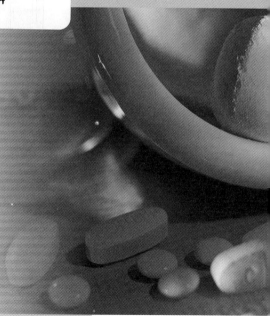

高等教育出版社·北京

内容提要

本书编写突破了原有药学类专业无机化学实验、有机化学实验和药物化学实验课程依附于理论课程教学的传统框架和原有实验体系，将三门实验课程内容根据它们内在的规律和联系，去旧补新，在保留原有实验精华的基础上，进行系统整合，将教师们的科研项目和科研成果自然地融入实验教学中体现药物化学实验的趣味性和新颖性。全书内容分为两篇，第一篇是仪器和设备的基本操作和技能，学会正确合理地使用药物化学实验设备和仪器，善于观察实验现象和进行实验记录，正确处理实验结果；第二篇为综合与设计性实验，目的是让学生掌握药物制备、纯化和鉴定过程。

本书可供高等学校药学类、中药学类及相关专业使用，也可供相关科研与生产人员参考。

图书在版编目（CIP）数据

药物化学模块实验教程 / 叶晓霞主编 . -- 北京：
高等教育出版社，2015.3（2023.12重印）
药学实践教学创新系列教材：供药学类、中药学类及
相关专业用 / 李校堃，叶发青主编
ISBN 978-7-04-041726-5

Ⅰ. ①药… Ⅱ. ①叶… Ⅲ. ①药物化学－化学实验－
高等学校－教材　Ⅳ. ①R914-33

中国版本图书馆 CIP 数据核字（2015）第 014123 号

策划编辑　吴雪梅　赵晓媛　　责任编辑　赵晓媛　　封面设计　赵　阳　　责任印制　刘思涵

出版发行	高等教育出版社	咨询电话	400-810-0598
社　　址	北京市西城区德外大街4号	网　　址	http://www.hep.edu.cn
邮政编码	100120		http://www.hep.com.cn
印　　刷	三河市华骏印务包装有限公司	网上订购	http://www.landraco.com
开　　本	787mm×1092mm　1/16		http://www.landraco.com.cn
印　　张	11.5	版　　次	2015 年 3 月第 1 版
字　　数	250 千字	印　　次	2023 年 12 月第 4 次印刷
购书热线	010-58581118	定　　价	26.00 元

药学实践教学创新系列教材

总编委会

总 主 编　李校堃　叶发青

总 编 委 会　（按姓氏笔画排序）

仇佩虹　王晓杰　叶发青　叶晓霞

李校堃　林　丹　林　丽　金利泰

胡爱萍　赵应征　高红昌　梁　广

谢自新　董建勇　蔡　琳　潘建春

数字课程（基础版）

药物化学模块实验教程

主编 叶晓霞

登录方法：

1. 访问http://abook.hep.com.cn/41726
2. 输入数字课程用户名（见封底明码）、密码
3. 点击"进入课程"

账号自登录之日起一年内有效，过期作废
使用本账号如有任何问题
请发邮件至：medicine@pub.hep.cn

药 物 化 学 模 块 实 验 教 程　　主编 叶晓霞

用户名 ____　　密码 ____ ⌨　　验证码 ____ **3840**　　进入课程

相关教材

| 内容介绍 | 纸质教材 | 版权信息 | 联系方式 |

本数字课程内容与纸质教材一体化设计，主要介绍药物化学相关的文献资料。

在进行有机化学实验前，学生们需要了解有关实验的所有信息，其中包括实验中所用溶剂的处理方法、反应物和产物的物理性质、化学性质和谱学规律，反应合成路线、合成方法以及处理步骤。因而，文献的查阅是实验和科研工作的重要组成部分，也是培养学生们知识、能力和素质的重要方面。这里分原始研究论文、百科全书和词典、文摘、参考书及数据库五个部分，简要介绍几种化学文献的来源和用途。

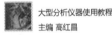

大型分析仪器使用教程
主编 高红昌

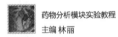

药物分析模块实验教程
主编 林丽

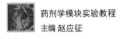

药剂学模块实验教程
主编 赵应征

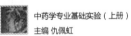

中药学专业基础实验（上册）
主编 仇佩虹

http://abook.hep.com.cn/41726

▶ 序言

　　《教育部等部门关于进一步加强高校实践育人工作的若干意见》（教思政〔2012〕1号）中指出，实践教学是高校教学工作的重要组成部分，是深化课堂教学的重要环节，是学生获取、掌握知识的重要途径。各高校要全面落实本科专业类教学质量国家标准对实践教学的基本要求，加强实践教学管理，提高实验、实习、实践和毕业设计（论文）质量。此外还指出要把加强实践教学方法改革作为专业建设的重要内容，重点推行基于问题、基于项目、基于案例的教学方法和学习方法，加强综合性实践科目设计和应用。

　　药学是一门实践性很强的学科，药学人才应具备技术覆盖面广、实践能力强的特点。在传统的药学教育中，各门专业课程自成体系，每门课程的实验项目又被分解为许多孤立的操作单元，实验内容缺乏学科间的相互联系。每一个实验项目的针对性比较集中，训练面窄，涉及的知识点单一，很大程度上影响了实验技能训练的系统性，不符合科学技术认识和发展的内在规律。因此，建立科学完善的药学专业实践教学体系具有重要意义。

　　温州医科大学药学院经过多年实践建立了"学校 – 企业 – 医院"循环互动培养药学人才的教学模式，结合药学的定位和依托优势学科，充分利用校内外实习实训基地等资源，以培养学生的创新、创业精神和实践能力为目的，加强整合，注重实践，深化改革，建立了药学实践教学创新体系并编写了系列教材。该系列教材具有以下特点：

　　1. 提出了药学教育理念。"厚基础、宽口径、强实践、求创新"是药学高等教育的理念，是药学实践教学创新体系和系列教材的编写必须遵循的教育理念。

　　2. 创建并实践了药学本科专业"三三制"实践教学新体系。药学本科专业"三三制"实践教学新体系的内容是由实验教学、实训实习、科研实践三部分组成，每一部分包括三个阶段内容。实验教学包括基础性实验（四大模块实验）、药学多学科综合性实验和设计性实验；实训实习包括野外见习和企业见习、医院和企业实训、医院和企业实习；科研实践包括开放实验、科技训练和毕业论文三个阶段内容。

3. 构建药学实践教材体系。为了更好实施药学实践教学创新体系，编写一系列实验、实训、实习教材，包括《药物化学模块实验教程》《药物分析模块实验教程》《药理学模块实验教程》《药剂学模块实验教程》《药学综合性与设计性实验教程》《生物制药综合性与设计性实验教程》《中药学专业基础实验（上册)》《中药学专业基础实验（下册)》《药学毕业实习教程》《生物制药工程实习实训教程》《大型分析仪器使用教程》《药学实验室安全教程》共 12 本教材，包含了基础实验、专业实验、综合性实验、设计性实验、仪器操作及安全和实训实习等内容，该实践教学教材具有系统性和创新性。

4. 坚持五项编写原则。该系列教材的编写原则主要包括以下五个方面。

（1）"课程整合法"原则。根据药学专业特点，采用"课程整合法"构建与理论教学有机联系又相对独立的四大模块实验课程。按照学科把相近课程有机地组合起来，避免实验操作和项目的重复。其教学目标是培养学生掌握实验基本理论、基本知识、基本方法、基本技能，以及受到科学素质的基本训练。其教材分别是《药物化学模块实验教程》（专业基础课无机化学实验、有机化学实验和专业课药物化学实验课程整合而成）、《药物分析模块实验教程》（专业基础课分析化学实验、仪器分析实验和专业课药物分析实验、制剂分析实验课程整合而成）、《药剂学模块实验教程》（专业基础课物理化学实验、专业课药剂学和药物动力学实验课程整合而成）和《药理学模块实验教程》（专业课药理学实验、临床药理学实验、毒理学实验课程整合而成）。

（2）课程之间密切联系的原则。以药物研究为主线，在四个模块完成的基础上开设，是将现代的仪器分析方法和教师新的研究技术引入实验教学中。让学生从实验方法学的角度，理解新药研究全过程，即药物设计—药物合成—结构鉴定—制剂确定—质量控制—药效及安全性评价的一体化实验教学内容。实验教材是《药学综合性与设计性实验教程》。其教学目标是让学生综合应用多门实验课的方法与技能，掌握药学专业各学科的联系，建立药物研究的整体概念，培养学生发现问题、解决问题的能力。

（3）"教学与科研互动"的原则。促使"科研成果教学化，教学内容研究化"，将教师的科研成果、学科的新技术和新方法、现代实验技术与手段引入到实验教学中。开展自主研究性实验，学生在教师指导下自由选题，查阅文献、设计实验方案、实施操作过程、观察记录数据，分析归纳实验结果，撰写报告。其教学目标是使学生受到科学研究的初步训练，了解科研论文写作过程。

（4）系统性原则。按照人才培养目标和实验理论、技术自身的系统性、科学性，统筹设计了基础性实验，以此进行基本技能强化训练；再通过多学科知识完成综合性实验，为毕业实习和应用型人才就业打下良好的基础；再进一步开展设计性实验，给定题目，学生自己动手查阅文献，自行设计，独立操作，最后总结。系列实验教材内容由浅入深、循序渐进、相互联系。

（5）坚持"强实践，求创新"的原则。从学生的学习、就业特点以及综合素质培养出发，构建见习、实训和实习三大平台多样性、立体化的教学体系，以加强学生的实践能力；依托优势学科，通过开放性实验、大学生创新科技训练和毕业论文三阶段循序展开，创建学生科研实践与教学体系。

此外，为了适应时代的需求，也便于学生课外自主学习，本系列教材每本均配有数字课程，数字化资源如相关图片、视频、教学 PPT、自测题等，有助于提升教学效果，培养学生自主学习的能力。

药学实践教学创新系列教材是由总编委会进行了大量调研的基础上设计完成的。在教材编写过程中，由于时间仓促，涉及交叉学科多，药学实践教学还有一些问题值得探讨和研究，需要在实践中不断总结和发展，因此，错误和不当之处难以避免，恳请专家、同仁和读者提出宝贵意见，以便今后修改、补充和完善。

李校堃　叶发青
2014 年 2 月于温州医科大学

▶ 前言

　　本教材为"药学实践教学创新系列教材"之一,是以实践药学本科专业"三三"制实践教学新体系和"厚基础、宽口径、强实践、求创新"的药学高等教育理念为宗旨编写而成,旨在提高学生自主学习、综合分析和解决较复杂问题的能力,培养学生科学思维和创新思维能力。

　　本教材突破了原有药学类专业无机化学实验、有机化学实验和药物化学实验课程依附于理论课程教学的传统框架和原有实验体系,将三门实验课程的内容根据它们内在的规律和联系,进行系统整合,去除原有实验中重复内容、陈旧内容和不符合实验教学内容(如有些药物合成实验学时太长等),在保留原有实验精华的基础上,将教师们的科研项目和科研成果自然地融入实验教学中,同时注重体现药物化学实验的趣味性和新颖性。编写总原则为注重基本实验操作,提高综合和设计实验能力。全书内容分为两篇,第一篇主要是使学生正确熟练地掌握药物化学实验过程中所使用仪器和设备的基本操作和技能,学会正确合理地使用实验设备和仪器,善于观察实验现象和进行实验记录,正确处理实验结果;第二篇为综合与设计性实验,目的是让学生掌握药物制备、纯化和鉴定过程。

　　在本教材的编写过程中,各位编者严谨认真、不断修正,使本书圆满完成。在此,对他们的辛勤工作表示衷心的感谢!

　　由于编者水平有限,书中难免有不妥和疏漏之处,恳请有关专家和读者批评指正。

叶晓霞

2014 年 9 月

目　录

第一篇　基础技能篇

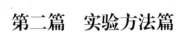

第二篇　实验方法篇

实验一　乙酸电离常数的测定 ·· 61

实验二　葡萄糖酸锌的制备 ·· 63

实验三　凝固点降低法测定葡萄糖的摩尔质量 ···························· 65

实验四　对氨基水杨酸钠水溶液稳定性实验 ······························ 68

实验五　磺胺嘧啶锌和磺胺嘧啶银的合成 ································· 70

实验六　熔点测定操作练习 ·· 72

实验七　旋光度测定操作练习 ··· 75

实验八　折射率测定操作练习 ··· 77

实验九　重结晶操作练习 ··· 80

实验十　萃取操作练习 ··· 83

实验十一　薄层板的制备与薄层色谱定性分析 ··························· 86

实验十二　色谱分析 ·· 88

实验十三　蒸馏和沸点的测定 ··· 91

实验十四　无水乙醇的制备 ·· 93

实验十五　减压蒸馏操作练习 ··· 95

实验十六　苯甲酸的制备 ··· 97

实验十七　乙酸丁酯的制备 ·· 99

实验十八　阿司匹林的合成、精制和鉴定 ································· 101

实验十九　香豆素－3－羧酸乙酯的合成和水解 ·························· 104

实验二十　黄连中小檗碱的提取、分离和鉴定 ··························· 108

实验二十一　Cannizzaro 反应及其在酸和醇制备中的应用 ············· 110

实验二十二　盐酸普鲁卡因溶液稳定性实验 ····························· 112

实验二十三　磺胺醋酰钠的合成 ·· 115

实验二十四　安息香的辅酶合成 ·· 117

实验二十五　抗癫痫药——苯妥英锌的合成 ····························· 119

实验二十六　美沙拉秦的合成 ··· 122

>>> **第一篇**

··· **基础技能篇**

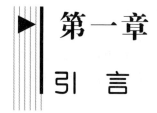

第一章
引 言

第一节　实验室安全事项

一、实验室规则

为了保证实验的安全操作和顺利进行,提高学习效率,节约使用实验耗材以及保持良好的实验环境,实验时必须遵守下列事项:

① 实验前要认真预习,明确实验的目的、要求和内容,了解实验的基本原理、方法和步骤,必要时应事先写好实验设计方案或实验草稿。

② 进入实验室要穿白大褂并把长发扎起来,不得穿拖鞋,尽快熟悉实验室及其周围的环境,熟悉灭火器材、急救药箱的使用和放置的地方。严格遵守实验室的安全守则和每个具体操作中的安全注意事项。如有意外事故发生,应立即报告老师,并及时进行处理。

③ 实验前要清点仪器,如果发现有破损或缺少,应立即报告老师,按规定手续到实验准备室补领。实验过程中要小心谨慎,万一有闪失,按规定手续到实验准备室换取,以确保实验顺利进行。

④ 遵从老师的指导,按照实验指导书所规定的步骤、药品试剂的规格和用量进行实验。若要更改,须征得老师同意后才可改变。实验室中精密仪器和贵重仪器,未经教师许可,不得随便乱动。

⑤ 公用仪器及药品等应就地使用,不得拿走、移动;取用液体试剂时,应注意滴管、移液管等不可混用;取用固体试剂时,必须保持药匙的清洁和干燥,以免试剂被污染。

⑥ 在实验室中要保持安静和遵守纪律。进行实验时要集中注意力,认真操作,细致观察,积极思考,忠实记录。避免不必要的谈话和走动,更不得擅自离开实验室。

⑦ 保持实验室内、台面整洁,暂时不用的器材,不要放在桌面上,以免碰倒损坏。污水、污物、残渣、火柴梗、废纸、玻璃碎片应分别放在指定的地点,不得乱丢,更不得丢入水槽,以免造成水槽、下水管道堵塞;剧毒或腐蚀性废液应分别倒入指定的废液缸中。产生有毒气体的实验应在通风橱中进行。

⑧ 实验完毕后,应将仪器清洗干净,放回原处,整理好药品和试剂,擦净实验台面,清理水槽,最后检查水、电、气等开关是否关好,经老师同意后方可离开实验室。值日生负责打扫整个实验室,并协助老师做好实验室的安全检查工作。

二、实验室安全知识

化学实验所用的药品,很多是有毒,易燃,具有腐蚀性、刺激性或爆炸性的物质,如乙醇、乙醚、石油醚和丙酮等溶剂易挥发,易燃烧。而化学反应又常会需要用各种热源、电源、玻璃仪器或其他设备,稍有不慎,便会造成火灾、爆炸、触电、割伤、烧伤及中毒等事故。但是只要充分预习,做足准备工作,思想上提高警惕,实验时严格遵守操作规程,加强安全措施,大多数事故是可以避免的。为了预防和处理危险事故,应熟悉有关实验室安全的基本知识。

1. 安全守则

① 熟悉安全用具如灭火器材、砂箱以及急救药箱的放置地点和使用方法,并妥善爱护。

② 实验开始前应仔细检查仪器。要求操作规范、正确。

③ 实验进行中,不得离开,要观察反应进行的情况和装置有无漏气、破裂等现象。

④ 倾注试剂或加热液体,切勿俯视容器。加热试管时,不要将管口对着邻近的人。

⑤ 嗅气体时,要用手将开口容器的气流扇向自己,不要直接从容器口去嗅。

⑥ 使用易燃、易爆药品时,应远离火源。

⑦ 当进行有可能发生危险的实验时,要根据实验情况采取必要的安全措施,如戴防护眼镜、面罩或橡皮手套等。

⑧ 实验室内严禁饮食、抽烟;严格预防有毒药品试剂入口或接触伤口。

⑨ 绝不允许任意混合各种化学药品,以免发生事故。

2. 实验事故的预防

（1） 火灾的预防

① 操作和处理易燃溶剂(如苯、乙醚、丙酮、石油醚、二硫化碳或乙醇等)时,应远离火源。蒸馏易燃的溶剂时,切勿漏气。尾气的出口不应近火,最好用橡皮管通往室外,或将橡皮管插在水槽中的出水管内。

② 回流或蒸馏溶液时应放沸石,以防溶液因过热暴沸而冲出。若在加热后发现未放沸石,应停止加热,待稍冷后再放。否则在过热溶液中放入沸石会导致液体突然沸腾,冲出容器外而起火灾。

③ 回流或蒸馏易燃溶液时,不要用明火直接加热,而应根据液体沸点高低使用油浴、水浴或电热套等。冷凝水要保持通畅,若冷凝管忘记通水,大量废气来不及冷凝而逸出,也易造成火灾。

④ 在反应中添加或转移易燃有机溶剂时,应暂时熄火或远离火源。切勿用敞口容器存放、加热或蒸除有机溶剂。因事离开实验室时,一定要关闭自来水和热源。

⑤ 使用酒精灯时,应随用随点燃,不用时盖上灯罩,不要用已点燃的酒精灯去点燃别的酒精灯,以免酒精溢出而失火。

⑥ 实验室内不准存放大量易燃物。

（2） 爆炸的预防

① 蒸馏装置必须正确,不能造成密闭体系,装置应有一定的出口与大气相通,否则会因蒸馏系统内气压的增加而发生爆炸。

② 切勿将易燃易爆的气体接近火源,有机溶剂如乙醚、汽油一类的蒸气与空气相混是极其危险的,可能会由一个热的表面或一个火花、电花而引起爆炸。

③ 使用乙醚时,必须检查有无过氧化物的存在,如发现有过氧化物的存在,应立即用硫酸亚铁除去过氧化物,才能使用。同时使用乙醚时应在通风较好的地方或在通风橱内进行。

④ 有些有机物遇到氧化剂时会发生猛烈的爆炸、燃烧,如乙醇和浓硝酸混合时,就会发生爆炸。因此,在使用浓硝酸、高氯酸或过氧化氢时,必须特别注意。

⑤ 对于易爆炸的固体,如乙炔的金属盐、苦味酸、苦味酸金属盐、三硝基甲苯等,切勿重压或撞击,以免引起爆炸,对于这些危险的残渣,必须小心销毁。

(3) 中毒的预防

① 由于试剂瓶上的标签有可能误标,在实验室不要吃、喝、尝任何试剂。

② 取用有毒试剂必须戴橡胶手套,利用移液管、吸量管、漏斗、药匙等工具移取化学试剂,操作后立即洗手,切勿让有毒试剂沾染五官及伤口。

③ 闻试剂的气味时,不能直接用鼻子闻,可使用招气入鼻法。

④ 任何有毒、有腐蚀性、刺激性气体或有恶臭的气体的实验都应在通风橱内进行,使用后的器具应及时清洗。在通风橱里做实验时,不要把头部伸入橱内。

⑤ 剧毒药品应妥善保管,不准乱放。实验中所用的剧毒物质应有专人负责收发,并向使用有毒药品者提出必须遵守的操作规程。实验后的有毒残渣必须做有效而妥善的处理。

⑥ 在实验过程中如遇头晕、乏力、面色苍白等现象,可能是因为有机物中毒所致,应立即就医诊治。

(4) 烧伤和烫伤的预防

① 处理热的物体和具有腐蚀性的化学药品时应非常小心,勿使其与身体任何部位直接接触。

② 用塞子堵住试管和烧瓶振摇,不可以用手或拇指堵塞瓶口。

③ 加热或煮沸盛有液体的试管时,管口不得朝向自己或他人;在加热或反应进行过程中,不得接近试管口或烧瓶通过上口向下观察反应物。

④ 在稀释浓硫酸时,切勿倾水入酸,必须将酸分批注入水中,同时加以搅拌。

(5) 触电的预防

使用电器时,应防止人体与电器导电部分直接接触,不能用湿手或用手握湿的物体接触插头。为了防止触电,装置和设备的金属外壳等都应连接地线,实验后应切断电源,并将电源插头拔下。

3. 实验事故的处理和急救

(1) 火灾的处理

一旦发生着火事故,应保持镇静,必须立即关闭煤气、切断电源,迅速移开周围易燃物质,防止火势蔓延。

① 烧杯、蒸发皿或其他容器中的液体着火时,如系小火,可用玻璃板、瓷板、石棉板或湿抹布覆盖,即可熄灭火焰。

② 如果燃着的液体洒在地板或桌面上,应用干燥细砂扑灭。着火液体如为密度比水小的有机物(如苯、石油醚等),切勿用水灭火。因为燃着的液体将在水面上蔓延开来,反使燃烧面积更加扩大。

③ 如果油类着火时,要用砂或灭火器灭火。也可撒上干燥的固体碳酸氢钠粉末扑灭。

④ 如果电器着火时,应切断电源,然后用二氧化碳或四氯化碳灭火器灭火(注意:四氯化碳蒸汽有毒,在空气不流通的地方使用有危险!),因为这些灭火剂不导电,不会使人触电。绝不能用水和泡沫灭火器灭火,因为有水能导电,会使人触电甚至死亡。

⑤ 如果衣服着火时,切勿奔跑,而应立即在地上打滚,邻近工作人员可用毛毡或棉胎一类东西盖在身上,使之隔绝空气而灭火。

总之,当失火时,应根据起火的原因和火场周围的情况,采取不同的方法扑灭火焰。无论使用哪一种灭火器材,都应从火的四周开始向中心扑灭,把灭火器的喷出口对准火焰的底部。在抢救过程中切勿犹豫。

(2) 烧伤和烫伤的处理

① 若烧伤比较严重(如皮肤变棕或黑、烧伤面积较大等)时,均应先以消毒纱布敷贴伤处,立即送医院治疗。

② 若为轻伤,涂以玉树油或鞣酸油膏,也可涂苦味酸药膏或含有硼酸的凡士林。

③ 皮肤被侵蚀时可采用如下处理措施。

酸:立即用大量水冲洗 10 min,然后用饱和碳酸氢钠溶液洗涤,最后用水冲洗。严重时要消毒,拭干后涂烫伤油膏;

碱:立即用大量水冲洗 10 min,再用 1 % ~ 2 % 硼酸液或 10 % 乙酸洗涤,最后再用水冲洗。严重时同上处理。

溴或苯酚:立即用水冲洗,再用乙醇擦至无溴液或苯酚存在为止,再在伤处涂上甘油。

④ 眼睛被侵蚀时,任何情况下都要先洗涤,急救后送医院。

酸:用冲眼器冲洗,再用 1 % 碳酸氢钠溶液洗,最后再用水洗涤一次。

碱:用冲眼器冲洗,再用 1 % 硼酸溶液洗,最后再用水洗涤一次。

溴:用冲眼器冲洗,再用 1 % 碳酸氢钠溶液洗,最后再用水洗涤一次。

(3) 割伤的处理

取出伤口中的玻璃或固体物,用蒸馏水洗后涂上汞溴红溶液,用绷带扎住或敷上创可贴。大伤口则应先按住主血管以防止大量出血,急送医院治疗。若是玻璃溅入眼内,用镊子移去碎玻璃,或在盆中用水洗,切勿用手揉。

(4) 中毒的处理

① 如果怀疑自己吸入了有毒害的气体,马上离开实验区域吸取新鲜空气,情况严重的要立即进行急救。若吸入氯、氯化氢等气体,可立即吸入少量乙醇和乙醚的混合蒸汽以解毒;若吸入了硫化氢气体,会感到不适或头昏,应立即到室外吸取新鲜空气。

② 如果有毒物质不慎入口,首先应该用大量水漱口,用手指插入咽喉处催吐,然后送医院治疗。

(5) 触电的处理

遇有触电事故,首先应切断电源,然后在必要时进行心师复苏。对伤势较重者,应立即送医院医治,任何延误都可能使治疗复杂和困难。

（叶筱琴）

第二节　实验预习、记录和报告要求

在进行每个实验时,必须做好实验预习、实验记录和实验报告三个步骤,每个步骤之间都是关联的,做好每一步才能确保实验教学质量。

一、预习及预习报告

为了使实验能够达到预期的效果,每个实验之前要做好充分的预习和准备。预习时须认真阅读实验内容,了解实验目的和要求,领会实验原理,掌握仪器和设备的正确使用方法,结合具体实验内容和注意事项,要用自己的语言简明扼要地写出预习报告,重点是实验步骤和注意事项。

实验前,实验带教人员要检查每个学生的预习报告,必要时进行提问并解答疑难问题,引导学生做好预习,切忌照抄书上的实验步骤。对未预习和未达到预习要求的学生,必须预习好方可进行实验。

二、实验记录

每位学生应有一本实验记录本,可将实验记录本每页分成两部分,左边写预习内容,右边相应的栏目详细记录实验中观察到的现象、原始数据和认知。对于观察到的实验现象应详实地记录,不能虚假。在实验过程中应积极思考,善于发现问题和解决实验中出现的各种问题。

三、实验报告

实验报告的书写内容包括实验目的和要求、实验原理、仪器装置、实验步骤及现象、结果分析讨论和思考题等。在实验结束后,每位学生必须对自己的实验结果进行独立和正确的处理,其中结果分析讨论主要是对实验结果进行分析,对实验现象加以解释,对实验的体会和对实验的改进意见等。

预习报告实验步骤示例(以"苯甲酸的制备"为例,见图 1 - 1 - 1):

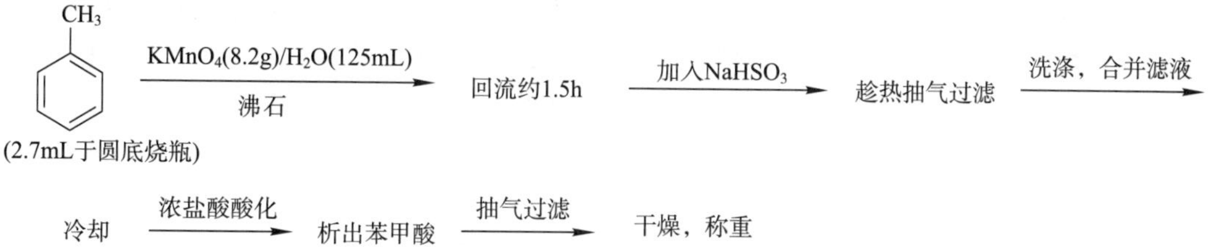

图 1 - 1 - 1　苯甲酸制备实验步骤流程图

(叶晓霞)

第二章

实验室常用玻璃仪器和设备的使用

进行化学实验时,经常要用到各种玻璃仪器。了解所用玻璃仪器的性能并能正确使用是对每一个实验者最起码的要求。

第一节 常用玻璃仪器及装置

一、常用玻璃仪器及其使用

1. 常用玻璃仪器分类

玻璃仪器一般是由软质或硬质玻璃制作而成的。软质玻璃不耐热且耐腐蚀性较差,但价格便宜,如普通漏斗、量筒、抽滤瓶和干燥器等。硬质玻璃具有较好的耐热和耐腐蚀性,制成的仪器可在温度变化较大的情况下使用,如烧瓶、烧杯和冷凝管等(图1-2-1)。

玻璃仪器按用途可以分为量器、容器和其他专用仪器。量器是指标有刻度,能够度量液体体积的仪器,如量筒、移液管、容量瓶和滴定管等。烧杯、锥形瓶等虽然也标有刻度,但误差较大,一般不作为量器使用。容器是指用来容纳反应物、暂时或长期贮存试剂的仪器。还有一些具有专门用途的仪器,如温度计、滴液漏斗、蒸馏头和干燥管等。

玻璃仪器按口塞类型分为普通仪器和磨口仪器。普通仪器没有磨口,连接或密封需用橡胶塞或软木塞,如烧杯、试管和普通漏斗等。磨口仪器可再细分为普通磨口仪器和标准磨口仪器。普通磨口仪器口塞具有磨口,但不同仪器的口塞不能互换,必须配套使用,否则会影响连接或密封的紧密性,如梨形分液漏斗、试剂瓶和滴定管等,清洗和使用时一定要注意。标准磨口仪器是具有标准磨口或磨塞的玻璃仪器。按国际通用的技术标准制造,磨口和磨塞的直径采用国际通用的统一尺寸,并且锥度比例相同,均为1/10,标准磨口仪器口塞的规格通常用磨口最大端直径的数值(单位 mm)表示,在每个部件口、塞的上或下显著部位均具有烤印的白色标志,表明规格。玻璃仪器的容量大小及用途不同,可采用不同尺寸的标准磨口,常用规格见表1-2-1:

表1-2-1 标准磨口玻璃仪器磨口规格

编号	10	12	14	19	24	29	34	40
大端直径/mm	10.0	12.5	14.5	18.8	24.0	29.2	34.5	40

有的标准磨口玻璃仪器有两个数字,如10/30,10 表示磨口大端的直径为 10 mm,30 表示磨口的高度为 30 mm。

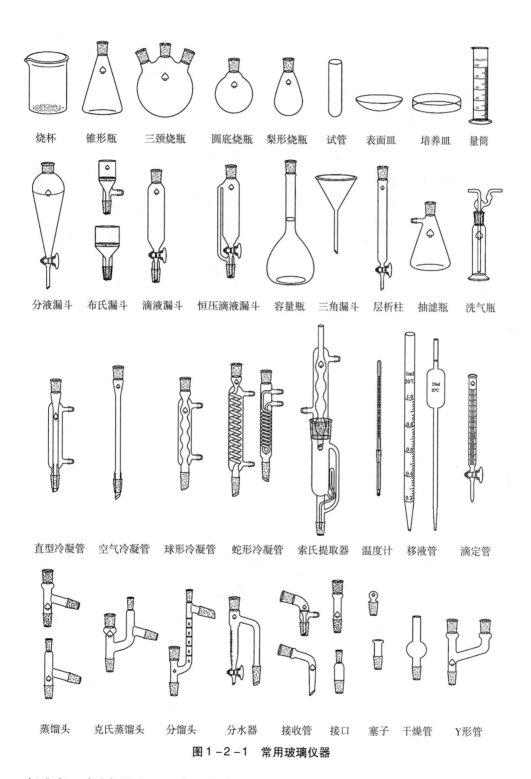

烧杯　　锥形瓶　　三颈烧瓶　　圆底烧瓶　　梨形烧瓶　　试管　　表面皿　　培养皿　　量筒

分液漏斗　　布氏漏斗　　滴液漏斗　　恒压滴液漏斗　　容量瓶　　三角漏斗　　层析柱　　抽滤瓶　　洗气瓶

直型冷凝管　　空气冷凝管　　球形冷凝管　　蛇形冷凝管　　索氏提取器　　温度计　　移液管　　滴定管

蒸馏头　　克氏蒸馏头　　分馏头　　分水器　　接收管　　接口　　塞子　　干燥管　　Y形管

图 1-2-1　常用玻璃仪器

标准磨口玻璃仪器由于口塞尺寸的标准化、系统化,磨砂密合,凡属于同类规格的配件,均可任意互换,各部件能组装成各种配套仪器。当某个部件损坏时,可以单个选购。当不同类型规格的部件无法直接组装时,可以通过转接口转换后连接或密封。

使用标准磨口玻璃仪器既可免去配塞子的麻烦手续,又能避免反应物或产物被塞子沾污的危险;口塞磨砂性能良好,使密合性可达较高真空度,对蒸馏尤其减压蒸馏有利,对于毒物或挥发性液体的实验较为安全。

2. 常用玻璃仪器的使用

（1）量筒

量筒是用来量取液体试剂体积的量器。量筒按容积分为10、50、100、500 mL 等几种。使用时,把液体倒入量筒中,手拿量筒的上部,让量筒竖直,眼睛的视线与量筒内液体凹液面的最低处保持水平,然后读出量筒上的刻度,即为液体的体积（如图1－2－2）,视线偏高和偏低都会造成误差。

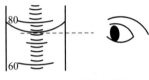

图1－2－2　量筒的读数

有时在某些实验时,不需要准确地量取液体体积,不必每次都用量筒,可以根据经验来估计液体的体积。如滴管每滴出 20 滴约为 1 mL,可以用计算滴数的方法估计所取试剂的体积。

（2）移液管和吸量管

要求准确移取一定体积液体时,可用移液管和吸量管。

移液管常用的有 20 mL、25 mL、50 mL 等。移液管一般是中部有一段膨大部分的玻璃管,管的上部有一刻度线,标示有温度和体积,表示在此温度下,流出液体的体积与管上所标明的数值相同。

吸量管一般只用于取小体积的液体,有从 0.1 mL 到 10 mL 等多种规格,表明所能移取液体的最大体积。管上带有分度,可以用来吸取不同体积的液体。

移液管和吸量管的使用方法如下:

① 洗涤。使用前用少量洗液润洗后,再依次用清水润洗三次、蒸馏水润洗三次,洗净的移液管和吸量管整个内壁和下部的外壁不挂水珠。移取液体前再用少量移取液润洗三次。润洗移液管时,为避免液体被稀释或沾污,可将液体转移至洁净烧杯中吸取。首先吸入少量液体至移液管中,将移液管慢慢放平,并旋转使移液管内壁全部洗过。然后将管直立,将管中液体放出,如此三次后,可直接将移液管插入容量瓶或将液体倒入洁净干燥的烧杯中吸取所需液体。

② 吸取液体。用移液管移取液体时,右手拇指和中指捏住移液管上端适当部位,将移液管垂直插入液面以下 1~2 cm,不要插入太深,以免外壁粘带过多液体;也不要插入太浅,以免液面下降时吸空（特别是移取试管中的液体时）。随着液面的下降,移液管应逐渐下移。左手先挤出洗耳球内空气,对准移液管上口,慢慢放松洗耳球,将液体吸入管内至标线以上 1~2 cm,移去洗耳球,迅速用右手食指按住管口。然后将移液管离开液面,靠在器壁上,稍微放松食指,轻轻转动移液管,使液面缓慢下降,当液面与刻度线相切时,立即把食指按紧使液体不再流出（图1－2－3a）。

③ 放出液体。移液管直立,接收容器倾斜,移液管尖嘴靠在接收容器内壁上,放开食指使液体自由流出。待液体不再流出时,再停靠 15 s 后再取出移液管（图1－2－3b）。最后尖嘴内会残留少量液体,如果移液管上没有标示"吹"字,残留液体就不包括在计量体积

内,不必吹入接收器中;如移液管上标有"吹"字,则一定要将尖嘴内残留液体吹入接受容器,这样从管中流出的溶液才是管上标明的体积。

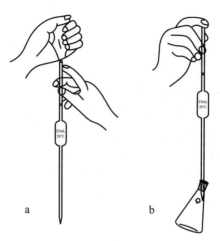

图1-2-3　移液管的使用操作

注意:使用移液管时,在一次完成转移的前提下,应选用标示容量等于或稍大于移取液体体积的移液管;对于同一实验中移取同一种试剂,应尽可能使用同一支移液管;读数时,应将移液管保持垂直,视线与液面最低点水平。

(3) 容量瓶

容量瓶是用来精确地配制一定体积和浓度溶液的量器。容量瓶是平底、细长颈的梨形瓶,瓶口带有磨口玻璃塞。颈上有环形标线,瓶体标有温度和体积,一般标示为20 ℃时液体充满至刻度时的容积。常见的有 10、25、50、100、250、500 和 1 000 mL 等各种规格。

容量瓶的使用方法如下:

① 检漏。使用容量瓶前应先检查瓶塞是否漏水,检查时加自来水近刻度,盖好瓶塞用左手食指按住,同时用右手五指托住瓶底边缘,将瓶倒转两分钟,如不漏水,将瓶直立,转动瓶塞180°再倒转两分钟,若仍不漏水即可使用。

② 洗涤。可先用自来水冲洗,若内壁有油污,则应把水倒净,加入适量的铬酸洗液,倾斜容量瓶,慢慢转动,使洗液充分润洗内壁,再倒回洗液瓶中,用清水冲净后再用蒸馏水润洗 2~3 次备用。如用非水溶剂配制溶液,则需干燥容量瓶。

③ 配制。固体样品要用分析天平准确称量好,倒入干净的小烧杯中,加入少量溶剂使其完全溶解后再定量转移至容量瓶中(使用非水溶剂时应事先用该溶剂润洗小烧杯及容量瓶 2~3 次)。定量转移时,右手持玻璃棒放入容量瓶内,玻璃棒下端靠在瓶颈内壁(但不能接触瓶口),左手拿烧杯,烧杯口紧靠玻璃棒,使溶液沿玻璃棒流入瓶内(图1-2-4a)。烧杯中溶液流完后,将烧杯口沿玻璃棒向上提,然后使烧杯直立,将玻璃棒取出放入烧杯内,用少量溶剂冲洗烧杯内壁和玻璃棒,将冲洗液也同样转移到容量瓶中,如此重复操作三次以上,以保证溶质全部转移。然后向容量瓶内补充溶剂,当容量瓶内溶液约至体积2/3时,可初步振荡混匀,再继续加溶剂至近标线,静置片刻,最后用滴管逐滴加入溶剂至溶液的弯

月面恰好与标线相切(图1-2-4b)。盖上瓶塞,将容量瓶倒转,待气泡上升至底部,轻轻振荡,再倒转过来,反复操作多次,使溶液混匀。

如果固体是经过加热溶解的或溶解时大量放热、吸热,则应等待溶液回复至室温才能转移到容量瓶中。

如果要用液体配制溶液或稀释浓溶液,可以用吸量管吸取一定体积的浓溶液,放入合适的容量瓶中,按上述方法加溶剂至标线,混匀即可。

注意:容量瓶不宜长期贮存试剂,如需长期保存,应将配好的溶液转入试剂瓶中。转移前须用该溶液将洗净的试剂瓶润洗3遍。用过的容量瓶,应立即洗净备用,如长期不用,应将瓶口和瓶塞擦干,用纸片将其隔开。容量瓶不能烘干,如确需干燥可用快干法。

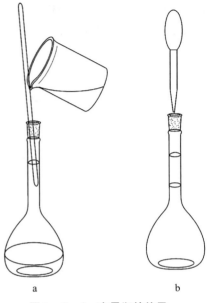

a   b

图1-2-4 容量瓶的使用

(4) 烧瓶

烧瓶能耐热和承受反应物(或溶液)沸腾以后所发生的冲击震动,是有机化合物合成反应和蒸馏实验中常用容器。

单口圆底烧瓶既可以作为反应容器,也常用作各种蒸馏的接收器。三颈烧瓶最常用于需要进行搅拌的实验中。中间瓶口装搅拌器,两个侧口用来装回流冷凝管、滴液漏斗或温度计等。

梨形单口的性能和用途与圆底烧瓶相似。它的特点是可以在半微量、微量制备实验中用作反应瓶,少量液体在烧瓶内能够保持较高的液面,蒸馏时残留在烧瓶中的液体少。

锥形烧瓶(简称锥形瓶)常用在重结晶操作中,或有合成固体产物的实验中,因为从锥形烧瓶中取出固体物比较容易。也可用作常压蒸馏的接收器,但不能用于减压蒸馏。

(5) 冷凝管

直型冷凝管用于蒸馏沸点在140 ℃以下的物质,在夹套内通水冷却;当蒸馏物质的沸点高于140 ℃时,通水的直型冷凝管往往会在内管和外管的接合处炸裂,需要用空气冷凝管代替。直型冷凝管还可以在微量合成实验中用于回流装置上。

球形和蛇形冷凝管内管的冷却面积较大,对蒸气的冷凝效果更好,适用于回流装置。

冷凝管通水后很重,安装时应将夹子夹在冷凝管重心的地方,以免翻倒。洗刷时要用特制的长毛刷,如用洗涤液或有机溶液洗涤,需用塞子塞住一端,不用时,应直立放置晾干。

(6) 漏斗

在实验室中有多种漏斗,三角漏斗通常在普通过滤时使用,有时也在添加液体时使用,如给酒精灯加乙醇。加料漏斗颈短而粗,用来向反应器内加入固体原料。

分液漏斗用于液体的萃取、洗涤和分离;有时也可用于滴加试剂。分液漏斗的活塞和盖子都是非标准磨口,如果不是原配,可能造成渗漏,各个分液漏斗之间也不要相互调换,所以,使用时注意不要遗失或损坏。

恒压滴液漏斗能把液体一滴一滴地加入反应器中,一般用于合成反应实验中液体加料操作,也可用于简单的连续萃取操作。

保温漏斗也称热滤漏斗,一般用于重结晶中需要保温的过滤。它是在普通漏斗的外面有一个中间装水铜质外套,用煤气灯加热侧面的支管,以保持所需要的温度。

布氏漏斗是瓷质的多孔板漏斗,在减压过滤时使用。减压过滤少量物质时也经常使用砂芯漏斗、小型玻璃多孔板漏斗。

（7）温度计

温度计是实验中用来测量温度的仪器,最常用的是水银温度计和酒精温度计,水银温度计可以在 $-30\ ℃$ 和 $300\ ℃$ 之间使用,酒精温度计通常加入红色染料,可以在 $-100\ ℃$ 和 $50\ ℃$ 之间使用。一般温度计可测准至 $0.1\ ℃$,较为精确的刻度为 1/10 的温度计可测准至 $0.02\ ℃$。

温度计下端的玻璃球壁很薄,容易破损,使用时要特别小心,测温度时,使温度计在液体内处于适中的位置,液球部分不能接触容器的底部或壁上,不能把温度计当搅拌棒使用,以免碰破,使反应液中混入汞或其他有机液体而影响实验结果。温度计不能骤冷骤热,以免炸裂。不能把温度计长时间放在高温的溶剂中,否则,会使水银球变形,读数不准。不能测定超过温度计量程的温度,否则可能损坏温度计。温度计用完后应放回温度计盒内,盒底要垫上一小块棉花。如果是纸盒,放回时要检查盒底是否完好。

在实验室中还经常使用热电偶测温,热电偶通常由热电极、绝缘套保护管和接线盒等主要部分组成。热电极是两种不同成分的均质导体,温度较高的一端为工作端,温度较低的一端为自由端,自由端通常处于某个恒定的温度下,两者组成闭合回路,当两端存在温度梯度时,回路中就会有电流通过,此时两端之间就存在电动势——热电动势,根据热电动势与温度的函数关系,通过电气仪表把热电动势信号转换成被测介质的温度。

热电偶通常和显示仪表、记录仪表及电子调节器配套使用。

（8）使用玻璃仪器的注意事项

化学实验各种常用玻璃仪器种类繁多,形状各异,用途多样,必须掌握它们的性能、保养和洗涤方法,才能保证实验顺利进行,避免不必要的损失。

① 使用时,应轻拿轻放。

② 用明火加热玻璃仪器(试管除外)时应垫上石棉网。

③ 不能加热不耐热的玻璃仪器,如吸滤瓶、普通漏斗、量筒。

④ 标准磨口仪器必须保持磨口清洁,特别是不能沾有固体杂质,清洗时,应避免用去污粉擦洗磨口,硬质颗粒会给磨口表面造成永久性的损伤,破坏磨口的严密性。口与塞对合后,不要在干态下转动摩擦,以免损伤磨面。

⑤ 安装仪器时,应做到横平竖直,磨口连接处不应有扭曲的应力,以免仪器破裂。

⑥ 在常压下使用时,磨口一般不需要润滑以免污染反应物或产物。为防止黏结,也可在磨口靠大端的部位涂抹很少量的润滑脂(凡士林、真空活塞脂或硅脂)。减压蒸馏装置磨口连接处必须涂润滑脂(真空活塞脂或硅脂),保证装置密封性好。在涂润滑脂之前,仪器必须洁净,磨口表面一定要干燥。

⑦ 盐类或碱类溶液会渗入磨口连接处,溶剂蒸发后析出固体物质,易使磨口黏结,所以不能用磨口仪器长期存放这些溶液。使用磨口装置处理这些溶液(特别是搅拌和加热)时,应在磨口的全部表面涂上一薄层润滑剂,以免磨口连接处黏结在一起,无法拆开。

⑧ 从内磨口涂有润滑脂的仪器中取出产品前,应先用有机溶剂(用脱脂棉或滤纸蘸少量石油醚、丙酮等易挥发有机溶剂)把磨口表面的润滑脂擦拭干净,以免产品受到污染。

⑨ 使用完毕后应及时拆卸,清洗。非标准磨口部件(如滴液漏斗的旋塞)不能分开存放,应在磨口间夹上纸条隔开;标准磨口仪器各个部件分开存放,否则磨口的连接处容易黏结在一起,很难拆开。

⑩ 磨口仪器一旦发生黏结,可采取以下措施:

将仪器竖立,向磨口缝隙间滴几滴甘油。如果甘油能渗入磨口,慢慢地连接处最终可能松开;使用电吹风、热毛巾或用酒精灯小心烘烤磨口外部,仅使外部受热膨胀,而趁内部还未热起来时,再试验能否打开磨口;将黏结的磨口仪器放在水中逐渐煮沸,常常也能打开磨口;用木槌沿磨口轴线方向轻轻地敲击外磨口的边缘,振动磨口,也可能松开。

二、部分常用玻璃实验装置

在化学实验中,常常需要把多种仪器搭配组装成一套装置,达到制备、分离、提纯和保护等目的。

常用的实验装置主要有以下几种:

1. 回流装置

在进行化学反应或用有机溶剂溶解化合物时,为防止反应瓶中的物质逃逸损失,需要使用回流装置,使蒸气不断地在冷凝管内冷凝而返回反应器中。

图1-2-5a、b、c是最简单的回流装置。将反应物质放在圆底烧瓶中,上面加球形或蛇形冷凝管,用适当方法加热。自下至上向直立的冷凝管夹套中通入冷水,使水充满夹套,水流速度不必很快,能保持蒸气充分冷凝即可。同时也需要控制加热的强度,蒸气上升的高度不要超过冷凝管的1/3。

如果空气中的水蒸气对反应有不利影响,可在冷凝管上口安装氯化钙干燥管,防止空气中湿气侵入(见图1-2-5d)。如果反应中会放出有害气体,可连接气体吸收装置(图1-2-5e)。

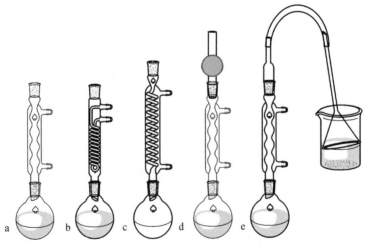

图1-2-5　回流装置

2. 滴加回流装置

有些反应比较剧烈,会迅速放出大量热量或气体,如一次性加入所有反应物,会使反应失去控制,发生危险;有些反应的产物和反应物的用量有关联,为了控制反应选择性,也需要将反应物分批次逐渐加入,在这些情况下,可采用滴加回流装置(图1-2-6),常用恒压滴液漏斗将一种试剂逐渐滴加进反应器。

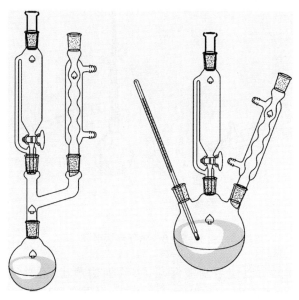

图1-2-6　滴加回流装置

3. 回流分水反应装置

在进行某些可逆反应时,为了使反应有利于向正向进行,可将反应产物之一不断从反应混合物体系中除去,最常用的就是采用回流分水装置除去生成的水(图1-2-7)。在装置中,有一个分水器,回流下来的蒸气冷凝液进入分水器后分层,图1-2-7a适用于水层在下面,可从分水器中放出去,有机层自动被送回烧瓶;图1-2-7b适用于水层在上面,旋开塞子使有机层流回烧瓶,而生成的水留在分水器中。

4. 蒸馏装置

蒸馏是分离两种以上沸点相差30℃以上的液体混合物和除去有机溶剂的常用方法。下面是几种适用于不同情况的装置:

常压蒸馏出口处与大气相通,如需无水,可加干燥装置;不能把尾气直接排放大气中的,可

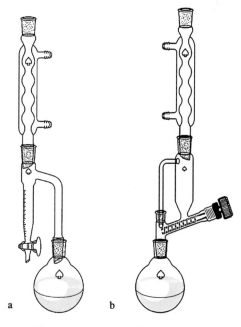

a　　　　b

图1-2-7　回流分水反应装置

连接气体吸收装置;沸点不高于 140 ℃ 的,使用直型冷凝管(图 1 - 2 - 8a),流水冷却;低沸点易燃溶剂,接收瓶要进行冷却,防止挥发;沸点高于 140 ℃ 的,水冷容易使冷凝管炸裂,需要使用空气冷凝管(图 1 - 2 - 8b)。

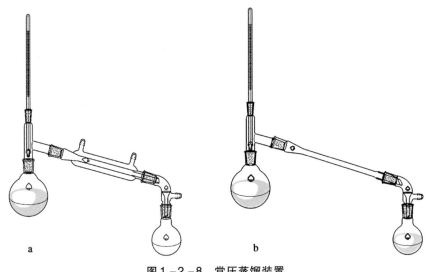

图 1 - 2 - 8　常压蒸馏装置

蒸馏较大量液体时可以使用滴液漏斗,边滴加边蒸出;有些有机反应需要一边滴加反应物,一边将产物或产物之一蒸出反应体系,防止产物发生二次反应;或在可逆反应过程中需要蒸出某一液态组分,促进反应正向进行,都要使用滴加蒸馏装置(图 1 - 2 - 9a)。

沸点较高或常压蒸馏未达到沸点就可能分解、氧化或聚合的物质可以用减压蒸馏装置(图 1 - 2 - 9b),降低液体沸点,在低温下蒸出。

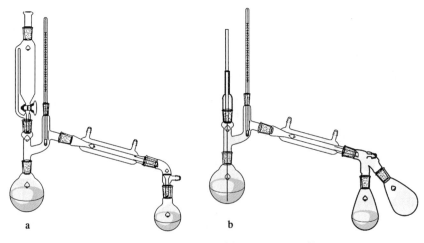

图 1 - 2 - 9　滴加蒸馏装置和减压蒸馏装置

物质不溶(或基本不溶)于水,与沸水长时间共存不反应,100 ℃ 左右时有一定的蒸气压,可以用水蒸气蒸馏装置(图1-2-10)分离,尤其是在有大量树脂状杂质的情况下。

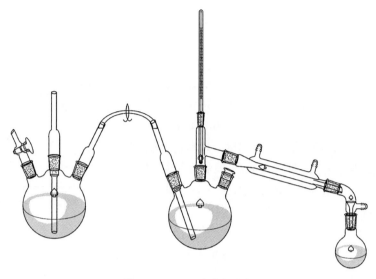

图1-2-10　水蒸气蒸馏

多种液体组分沸点相差较小时可以用分馏装置(图1-2-11)进行分离。

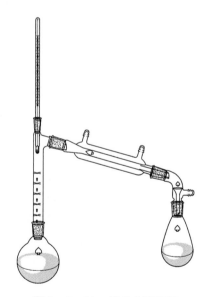

图1-2-11　简单分馏装置

5. 搅拌反应装置

　　进行非均相(液-液或液-固)或需在操作过程中滴加物料的反应时,为使反应迅速进行,要使反应混合物之间有更充分的接触机会;化学反应中一般要求受热均匀,要加速反应体系的热交换过程,这些情况下都需要对反应体系进行搅拌或振荡。

　　在反应物量小,反应时间短,而且不需要加热的操作中,用手摇动容器或用玻璃棒搅拌就可达到充分混合的目的。在那些反应物较多、时间较长、需要加热的实验中,最好用电动搅拌装置,效率高,节省人力。

目前常用的电动搅拌装置有磁力搅拌装置和机械搅拌装置。

（1）磁力搅拌装置

磁力搅拌装置由磁力搅拌器(图1-2-12)和反应装置组成,是目前化学实验室中常用的搅拌装置。磁力搅拌器的工作原理是利用仪器内部不断旋转变化的磁场带动放置在反应器中的搅拌子(用聚四氟乙烯密封住的小磁铁棒)旋转而达到混合均匀的目的。现在这种仪器一般带有电加热装置,同时具有加热、恒温和搅拌的功能,使用方便,对要求与外界隔绝的反应尤为合适,但对于固体较多或黏度较大的反应体系不适用。

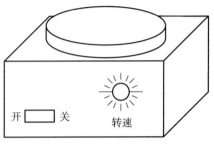

图1-2-12　磁力搅拌器

（2）机械搅拌装置

机械搅拌装置是以小电机带动机械搅拌棒进行搅拌,搅拌棒一般是钢制棒芯,外面包裹聚四氟乙烯,下端带有聚四氟乙烯叶片,也可以用自制的玻璃棒,但容易损坏。机械搅拌装置比磁力搅拌力度更大,更适用于黏度较大的液-固反应体系,但安装和使用较为复杂,要求较高。

图1-2-13是适合不同需要的机械搅拌装置。在装配机械搅拌装置时,要注意反应体系的气密性,钢芯棒一般使用特制的聚四氟乙烯塞子,把塞子上、下两部分旋紧,压迫内部的橡胶垫圈进行密封。也可采用玻璃套管加橡皮管密封(图1-2-13b)。搅拌棒与密封垫圈、玻璃套管或液封管应松紧合适,不太松也不太紧,搅拌棒应该能在中间自由地转动。根据搅拌棒的长度(不宜太长)选定电机和三颈烧瓶的位置。先将电机固定好,把带着塞子的搅拌棒连接到电机的轴上,然后套上三颈烧瓶,至搅拌棒的下端距瓶底约5 mm,将三颈烧瓶夹紧。然后检查这几件仪器安装得是否正、直,电机轴、搅拌棒和三颈烧瓶中轴线应在同一直线上。用手试验搅拌棒转动是否灵活,再试验低转速下的运转情况,以搅拌棒转动时不发出摩擦声才能认为仪器装配合格,否则需要进行调整。最后装上冷凝管、滴液漏斗(或温度计)等,用夹子夹紧。整套仪器应安装在同一个铁架台上。

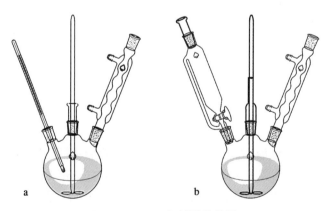

a　　　　　　　　　b

图1-2-13　机械搅拌装置

机械搅拌装置运转时震动较大,要放在一个稳定的平面上,如果装配不合格就开始运转,很容易打破烧瓶。

6. 气体吸收装置

气体吸收装置可用于吸收反应体系释放出的有刺激性、毒性等有害气体,也用在减压蒸馏中防止污染真空泵油。废气吸收剂的选择应根据排放出的气体的性质而定(表1-2-2)。

表1-2-2 不同类型气体的处理方式

气体类型	处理方式
酸性气体(如 HBr、SO_2、NO_2 等)	碱性溶液或吸收塔
碱性气体(氨等)	酸性溶液吸收
低沸点有机溶剂	冷却阱
水蒸气	$CaCl_2$ 或硅胶吸收塔
烃类气体	石蜡片吸收塔

少量废气的吸收,可用玻璃管把气体导入装有吸收剂的抽滤瓶或用漏斗把气体导入装有吸收剂的烧杯(图1-2-14a、b),玻璃管应恰好接触水面,不能伸入水下,漏斗应略微倾斜使漏斗口一半在水中,一半在水面上。这样,既能防止气体逸出,也可防止溶液倒吸。有大量气体生成或气体逸出很快时,可使用粗的玻璃管(或 Y 形管)连接抽滤瓶(图1-2-14c),水从上端流入抽滤瓶中,在恒定的平面上溢出,粗的玻璃管(或 Y 形管)恰好接触水面,被水封住,以防止气体逸出到大气中。

在减压蒸馏中,常用到洗气瓶(图1-2-14d)和吸收塔(图1-2-14e)来吸收低沸点有机溶剂或其他有害气体,防止污染真空泵油,影响真空度。

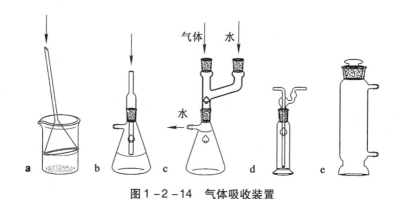

图1-2-14 气体吸收装置

7. 减压过滤装置

减压过滤装置(图1-2-15)是分离固体和液体的常用装置,由布氏漏斗、抽滤瓶、安全瓶和真空泵用耐压皮管连接组成。布氏漏斗底部有小孔,使用时需要铺上合适大小的滤纸。

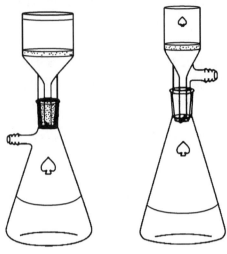

图 1 – 2 – 15 减压过滤装置

8. 萃取装置

萃取是利用物质在不同相的溶剂中溶解度不同进行提取分离,既可以从溶液中萃取,也可以从固体中萃取。简单萃取可以使用分液漏斗进行(图 1 – 2 – 16a),还有索氏提取器(图 1 – 2 – 16b)等一些较为复杂的萃取装置。

9. 仪器的选择、装配与拆卸

（1）仪器的选择

组装各种反应装置应根据实验要求选择合适的仪器。一般选择仪器的原则如下:

① 使用的玻璃仪器和配件应该是洁净干燥的,否则,往往会影响产物的产量和质量。

② 尽量使用同一规格的标准磨口仪器,减少转接口的使用,保证装置气密性。

③ 烧瓶的选择根据液体的体积而定,一般来说液体的体积应占烧瓶容积的 1/3 ~ 1/2,最多不超过 2/3。进行水蒸气蒸馏和减压蒸馏时,液体体积不应超过烧瓶容积的 1/3。

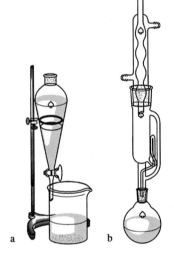

图 1 – 2 – 16 萃取装置

④ 一般回流用球形冷凝管,蒸馏用直型冷凝管。但当蒸馏沸点超过 140 ℃ 的物质时应使用空气冷凝管,以防温差较大,冷凝管受热不均匀而造成断裂。

⑤ 根据所测温度可选用不同的温度计。一般选用的温度计量程至少要高于被测温度 10 ~ 20 ℃,但也不要高出太多,安装上之后要能够清晰地看见预计的沸点或反应温度。

（2）仪器的装配

有机化学实验中仪器装配得正确与否,对于实验的成败有很大关系。

实验装置必须用铁夹固定在铁架台上,才能正常使用。铁夹的双钳内侧贴有橡皮或绒布,或缠上石棉绳、布条等,否则容易损坏仪器,因此要注意铁夹等的正确使用方法。

仪器装置的安装顺序一般为:以热源为准,从下到上,从左到右。首先将烧瓶固定在合适的高度(下面可以放置热源),然后逐一安装上冷凝管和其他的配件,边组装边固定。需要加热的仪器,应夹住仪器受热最少的部位,如圆底烧瓶靠近瓶口处,冷凝管则应夹住其中央部位。

装配玻璃仪器时,最基本的原则是切忌对玻璃仪器的任何部分造成过度的压力或扭歪,实验装置装配有问题不仅难看,而且也非常危险。因为扭歪的玻璃仪器在加热时可能会破裂,甚至在放置时也会崩裂。

在常压下进行反应的装置,应与大气相通,绝对不能密闭。

总之,仪器装配要求做到严密、正确、整齐和稳妥。

(3)仪器的拆卸

拆卸的顺序则与装配相反。拆卸前,应先停止加热,移走加热源,待稍微冷却后,先取下产物,然后再逐个拆掉。拆冷凝管时注意不要将水洒到电热套上或油浴内。

三、玻璃仪器的洗涤与干燥

1. 玻璃仪器的洗涤

化学实验中经常使用各种玻璃仪器,如果用不干净的仪器进行实验,由于存在污物和杂质,会影响实验结果的准确性。为了使实验得到正确的结果,实验所用的玻璃仪器必须洁净,有些实验还要求仪器必须干燥,所以经常要对玻璃仪器进行洗涤和干燥。

一般说来,附着在仪器上的污物有尘土和其他不溶性物质、可溶性物质、有机物和污垢。洗涤仪器时,要根据实验要求、污物性质和沾污的程度选用适宜的洗涤方法。

(1)洗涤方法

① 用水冲洗和用水刷洗(用毛刷刷洗)。对一般黏附的灰尘及可溶性污物可直接用清水冲洗除去。洗涤时先向容器内注入约容积1/3的水,稍用力振荡后倒掉水,如此反复冲洗数次。这是最常用的洗涤方法,既可以使可溶物溶去,也可以使附在容器壁上的尘土和不溶物脱落下来。

砂芯漏斗在使用后应立即用水冲洗,不然难于洗净。滤板不太稠密的漏斗可用强烈的水流冲洗,如果是较稠密的,则用抽滤的方法冲洗。必要时用有机溶剂洗涤。

当容器内壁附有不易冲洗掉的污物时,可以用毛刷刷洗,通过毛刷对器壁的摩擦除去污物。刷洗时可按所洗涤的仪器的类型、规格(口径)大小来选择合适的毛刷。洗涤试管和烧瓶时,不可使用端头无直立竖毛的秃头毛刷。刷洗后,再用清水连续振荡数次。冲洗或刷洗后,必要时还应用蒸馏水润洗2~3次。

② 用合成洗涤剂、去污粉等刷洗。容器内壁附有油污和有机物,单独用清水洗涤不能除去,需要先用毛刷蘸合成洗涤剂、去污粉等刷洗,然后再用自来水清洗,冲净残余的洗涤剂。有时去污粉的微小颗粒会黏附在玻璃仪器壁上,不易被水冲走,可以用2%盐酸润洗一次,再用自来水冲洗;若油污和有机物质仍然存在,可以用热的碱液洗涤,但滴定管、移液管等量器不能用强碱性的洗涤剂,以免玻璃受腐蚀而影响量器的准确性。

③ 用洗液洗。对于难于清洗的污物或者某些洁净程度要求高的玻璃仪器、口小管细

不便于用毛刷刷洗的玻璃仪器,如称量瓶、吸量管、滴定管、移液管、容量瓶等,可以用铬酸洗液或王水洗涤。

铬酸洗液是用等体积的浓 H_2SO_4 和饱和的 $K_2Cr_2O_7$ 溶液配制而成,呈棕褐色,具有强氧化性,去除油污和有机物能力很强。

用铬酸洗液或王水洗涤时,一般首先往仪器内注入少量洗液,倾斜仪器并慢慢转动,使洗液在内壁流动,经流动几圈后,仪器内壁全部被洗液润湿。再把洗液倒回原瓶(不可倒入废液桶或水池,多次使用后,铬酸洗液会变暗绿色失效,可回收再生使用)。若仪器沾污严重,也可以把仪器内装满洗液进行较长时间的浸泡。必要时可以加热洗液,洗涤效果更好。

用洗液洗涤时,绝对不能用毛刷刷洗!需待倾出洗液后,再用水冲洗或刷洗,必要时还应用蒸馏水润洗。

使用洗液时一定要注意安全,洗液是浓硫酸和重铬酸钾溶液的混合物,有很强的氧化性、酸性和腐蚀性,不要让洗液灼伤皮肤或溅到衣物上。

使用洗液时,应避免向洗液瓶中引入大量的水和还原性物质(如某些有机物),以免洗液被稀释或变绿而失效。

能用别的方法洗净的仪器就不必用铬酸洗涤。

洗液的吸水性很强,应随时注意把装洗液的瓶子盖严,以防吸水降低去污能力。

④ 特殊污物对症洗涤。对于特殊的污物应针对污物的化学性质选用其他适当的试剂洗涤(见表 1 – 2 – 3)。

(2) 常用洗液的配制方法

① 铬酸洗液。称取 $K_2Cr_2O_7$(研细)5 g,置于 250 mL 烧杯中,加水 10 mL,加热溶解,冷却后,缓慢加入浓 H_2SO_4 90 mL(当心!),边加边搅拌,冷却后贮于磨口细口瓶中。

② 碱性高锰酸钾洗涤液。称取 4 g $KMnO_4$ 溶于少量水中,再慢慢加入 100 mL 10 % NaOH 溶液。

③ 酸性草酸洗涤液。称取 10 g 草酸溶于 100 mL 20 % 的 HCl 溶液中。

表 1 – 2 – 3　特殊污物处理方法

污物	处理方法
氧化性污物(如 MnO_2、铁锈等)	浓盐酸、草酸洗液
残留的 Na_2SO_4、$NaHSO_4$ 等	用沸水使其溶解后趁热倒掉
高锰酸钾污垢	酸性草酸溶液
黏附的硫黄	用煮沸的石灰水处理
研钵	少量食盐研磨后倒掉,再用水洗
被有机物染色的比色皿	用体积比为 1∶2 的盐酸 – 乙醇液处理
银迹、铜迹	HNO_3
碘迹	用 KI 溶液浸泡,温热的稀 NaOH 或 $Na_2S_2O_3$ 溶液处理

（3）洗净标准

仪器是否洗净可通过器壁是否挂水珠来检查。将洗净后的仪器倒置,容器内壁能均匀地被水润湿(均匀地附着一层水膜),无条纹状水迹或水珠。如器壁有不透明处、附着水珠或有油斑,表示未洗净应予重洗。

在定性、定量实验中,由于杂质的引入会影响实验的准确性,对仪器洁净程度有比较高的要求,除一定要求器壁上不挂水珠外,还要用去离子水润洗 2～3 次。在有些情况下,如一般的制备反应,仪器的洗净要求可低一些,只要没有明显的污垢存在就可以了。

（4）洗涤仪器时的注意事项

① 盛有反应物的仪器一定要尽量把反应物倾出后再洗涤,不要未倒废液就直接注水。

② 对于灼热的玻璃仪器,应首先冷却至室温后再洗涤以防炸裂。

③ 不要用较热的水或洗液直接洗涤温度较低的玻璃仪器以防炸裂,应先预热后再洗涤。

④ 洗涤时一般是先用水冲洗,若不能达到要求再用别的方法洗涤。

⑤ 不论用哪种方法洗涤,最后都要用清水冲洗干净。必要时再用蒸馏水润洗 2～3 次。用蒸馏水润洗仪器的原则是“少量多次”。

⑥ 凡是已洗净的仪器,不能再用布或纸去擦,以免布、纸的纤维留在器壁上沾污仪器。

⑦ 不要几支试管一起刷洗。

⑧ 对使用过的仪器应养成及时清洗的良好习惯,若放置过久污物干硬后将很难清除。

2. 玻璃仪器的干燥

一般的玻璃仪器洗净后需要干燥,以便下次使用,应根据不同的情况,仪器的不同类型按不同方法处理：

（1）晾干法

将洗净的仪器倒置在干燥的实验柜内(倒置后不稳定的仪器应平放)或在仪器架上,让残留在仪器内壁的水分自然挥发而使仪器干燥,以供下次实验使用。一般的容量仪器都可以使用本方法。

（2）烤干法

少量仪器如需急用也可在电炉或酒精灯上烘烤,适用于试管、烧杯等加热或耐高温的仪器。烧杯可放在石棉网上,用小火烤干,试管可用试管夹夹住,管口略向下倾斜,低于管底,以免水珠倒流入试管灼热部分,使其炸裂。均匀加热后,再逐渐从管底向管口加热,不时来回移动,直至烤干。

（3）快干法

在洗净仪器内加入少量有机溶剂(最常用的是乙醇和丙酮),转动仪器使其与容器中的水混合,然后倾出混合液,用电吹风将仪器吹干(不能放烘箱内干燥),最后再吹冷风使仪器逐渐冷却。容量瓶等量器只能用冷风吹干。

（4）烘干法

① 气流烘干。试管等管状仪器适合在气流烘干器上烘干。

② 烘箱烘干。试管、离心管、烧杯、烧瓶等可以耐热的普通玻璃仪器洗净后,可放置在电烘箱中于 100～105 ℃烘半小时即可。放进烘箱前要沥干水,仪器口朝下,在烘箱的最下

层放一搪瓷托盘,防止仪器上的水滴下来损坏电热丝。

带有刻度的计量仪器如吸量管、容量瓶、量筒等,不能用加热的方法进行干燥,因为加热后容易造成器壁变形而影响仪器的精度。比色杯在烘烤时易发生破裂。一般可采用晾干或有机溶剂干燥的方法,吹风时宜用冷风。

(杨新宇)

第二节　常用设备的使用

一、酸度计的使用

pH 计(酸度计)是一种常用的仪器设备,主要用来精密测量溶液的酸碱度,配上相应的离子选择电极也可以测量离子电极电位 mV 值,广泛应用于农业、工业、科研和环保等领域。该仪器也可作为食品厂、饮用水厂 QS、HACCP 认证中的必备检验设备。

1. 工作原理

pH 计是以电位测定法来测量溶液的 pH,因此 pH 计的功能除了能测量溶液的 pH 以外,还可以测量电池的电动势。在拉丁文中 pH 是 pondus hydrogenii 的缩写,是氢离子活度的对数的负值($pH = -lg[H^+]$)。

pH 计由三个部件组成:参比电极、玻璃电极(电位取决于周围溶液的 pH)、电流计(能在电阻极大的电路中测量出微小的电位差)。由于采用了最新的电极设计和固体电路技术,现在最好的 pH 计甚至可以分辨出 0.005 pH 单位。参比电极的基本功能是保持一个恒定的电位,该电位为测量溶液中氢离子活度发生变化作出反应的电位差。将对 pH 敏感的电极和参比电极放入同一溶液中,即可组成一个原电池,该原电池的电位是玻璃电极和参比电极电位的代数和,$E_{电池} = E_{参比} + E_{玻璃}$。如果保持温度恒定,该原电池的电位随着待测溶液的 pH 变化而变化,而测量酸度计中的电池所产生的电位相对较难,因其电动势非常小,且电路的电阻又相对较大(1 ~ 100 MΩ)。因此,必须将其信号放大,使其足以推动标准毫伏表或毫安表。电流计的功能就是将原电池的电位放大至若干倍,放大了的信号通过电表显示出。电表指针所偏转的程度表示其推动的信号强度,为了便于使用,pH 电流表的表盘刻有相应的 pH 数值,而数字型 pH 计则直接以数字形式显示出 pH。

pH 计用的测量电极(指示电极)为玻璃膜氢离子选择电极,对[H⁺]变化敏感,可以检测溶液中 H⁺ 浓度的变化,内有参比电极(Ag - AgCl)和内参比液;参比电极(外参比电极)为饱和甘汞电极,由电对 $HgCl_2 - Hg_2Cl_2$ 与饱和 KCl 溶液组成,饱和 KCl 溶液在测量时要保证渗出,使盐桥畅通。饱和甘汞电极的电位与被测离子浓度无关。现在实验室常用的电极通常为复合电极,使用方便。

由于测得的玻璃电极电位与溶液的 pH 呈正比关系,因此可以通过下列数学关系式求出 pH:

$$pH_{测} = pH_{标} - \frac{E_{标} - E_{测}}{0.0592}$$

通过上式可以看出,用 pH 计进行测量必须先用标准 pH 校准液对仪器进行校准,然后再进行溶液的酸度测量。

2. PHS - 3C 型酸度计的使用方法

① 连接复合电极,打开电源开关,预热 30 min。按"pH/mV",进入 pH 测定状态,按"温度"键,使之显示测定溶液的温度值,然后按"确认"键,仪器确定溶液温度后回到 pH 测量状态。

② 把蒸馏水清洗过的电极插入 pH = 6.86 的标准缓冲溶液中,待读数稳定后按"定位"键,(pH 指示灯慢闪烁,表明仪器在定位标定状态),调节读数为该溶液当时温度下的 pH,然后按"确认"键,仪器进入 pH 测定状态,pH 指示灯停止闪烁。

③ 将电极清洗后插入到 pH = 4.00(或 pH = 9.18)的标准缓冲溶液中,待读数稳定后,按"斜率"键,调节读数为该温度下的 pH,按"确认"键,回到 pH 测定状态。为了保证精确度,建议以上②、③两个标定步骤重复一、二次。一旦仪器校正完毕,"定位"和"斜率"调节器不得有任何变动。

④ 把电极清洗后即可对被测溶液进行测量,如果被测溶液与标定溶液的温度不一致,用温度计测出被测溶液的温度,然后按"温度"键,使温度显示为被测溶液的温度,再按"温度"键,即可对被测溶液进行测量(图 1 - 2 - 17)。

测量时,先测定与待测液 pH 相近的标准缓冲溶液的 pH,然后清洗电极,测定待测液的 pH。

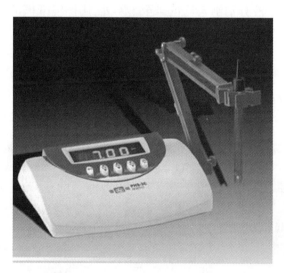

图 1 - 2 - 17　PHS - 3C 型酸度计

二、分光光度计的使用

1. 工作原理

测定物质对不同波长的光吸收情况或者测定物质在不同浓度下对某一波长的光吸收程度的仪器称为分光光度计。根据测定的波长范围不同,分光光度计可以分为远红外、红外、近红外、可见、紫外和真空紫外等各种类型。根据仪器的光路结构不同则又可以分为单光束和双光束分光光度计。分光光度计一般由光源、单色器、样品室、检测器、信号处理器和显示系统组成。分光光度计是采用一个可以产生多个波长的光源,通过单色器后产生特定波长的光源,光线透过测试的样品后,部分光线被样品吸收,通过计算样品的吸光值,从而转化成样品的浓度。样品对光的吸光值与样品的浓度成正比,单色光通过被测物质溶液时,被该物质吸收的量与该物质的浓度以及液层的厚度(比色皿的厚度)成正比,其关系式如下:

$$A = -\lg(I/I_0) = -\lg T = klc$$

式中:A 为吸光度;I_0 为入射光的单色光强度;I 为透射光的单色光强度;T 为物质的透光率;k 为摩尔吸收系数;l 为被分析物质的光程,即比色皿的厚度(边长);c 为物质的浓度。

物质对光的选择性吸收波长,以及相应的摩尔吸收系数是该物质的物理常数。当已知某纯物质在一定条件下的摩尔吸收系数,可用同样条件将该样品配成溶液,测定其吸收度,即可由上式计算出样品中该物质的含量。在可见光区,除了某些物质对光有吸收外,很多物质本身并没有吸收,但可在一定条件下加入显色试剂或者经过处理使其显色后再进行测定,故又称比色分析。由于显色时影响因素较多,且常使用单色光纯度较差的仪器,故测定时应使用标准品或对照品同时操作。

2. 722 型分光光度计的使用方法

① 接通电源,打开样品室暗箱盖,开启仪器开关,预热 10 min。

② 将灵敏度开关调节至"1"档(若零点调节器调不到"0"时,需选用较高档)。

③ 根据所需波长旋转波长选择钮。

④ 将空白液及测定液分别倒入比色皿至 3/4 处,用擦镜纸擦清外壁,放入样品室内,使空白管对准光路。

⑤ 在暗箱盖开启状态下调节零点调节器,使读数显示屏显示 $T=0$ 处。

⑥ 盖上暗箱盖,调节"100"调节器,使空白管的 $T=100$。重复⑤、⑥步骤,待读数稳定后逐步拉出样品滑竿,分别读出测定管的吸光度值,并记录结果。

⑦ 测定完毕后,关上电源,取出比色皿洗净,样品室用软布或软纸擦净(图 1 - 2 - 18)。

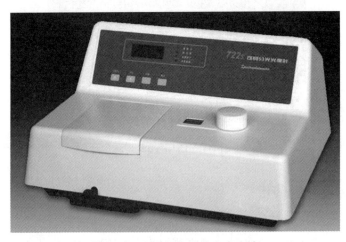

图 1 - 2 - 18 722 型分光光度计

三、旋光仪的使用

一般光源发出的光波在垂直于传播方向上沿一切方向振动,这种光称为自然光,或者称非偏振光;而只在单一方向上振动的光称为平面偏振光。当一束平面偏振光透过某些物质时,其振动方向会发生改变,当光的振动面旋转一定角度,这种现象称为物质的旋光现象,该物质称为旋光物质。旋光物质促使偏振光振动面旋转的角度称为旋光度。旋光仪是测定物质旋光度的仪器,通过对样品旋光度的测定,可以分析确定物质的浓度、含量、纯度及糖度等,广泛用于制糖、制药、药检、食品、香料,以及化工等工业生产和科研,用于化验分析或过程质量控制。

1. 工作原理

旋光仪是利用偏振光透过旋光物质,用检偏镜来测定旋光度的。从图1-2-19可见,自然光通过起偏镜产生了偏振光,该偏振光部分透过狭长的石英条(宽度为视野的1/3),使偏振面旋转了一定角度φ,这种中间与两边偏振面不同(相差φ角)的偏振光在样品管中被旋转(相同角度)后到达检偏镜。若检偏镜能通过的光振动面与中间偏振面保持一致,则视野中可以见到如图1-2-20a,中间亮两边暗;同样,检偏镜能通过的光偏振面与两边的光保持一致,则视野中出现图1-2-20b,中间暗两边亮;在与图1-2-20a和图1-2-20b的角度相差$\varphi/2$角处存在一点,即整个视野的光亮度一致,如图1-2-20c所示。这一点作为读数点,某溶液和纯水的读数之差就是该溶液的旋光度。

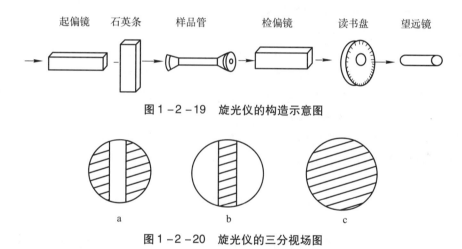

图1-2-19 旋光仪的构造示意图

图1-2-20 旋光仪的三分视场图

2. 旋光仪的使用方法

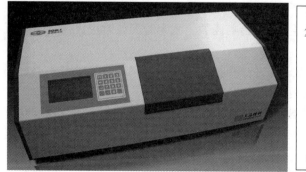
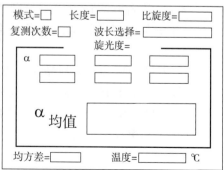

图1-2-21 数字自动旋光仪装置图以及数据栏

① 旋光仪(图1-2-21)应放在干燥通风处,防止潮气侵蚀,尽可能在23 ℃ ±5 ℃,相对湿度不大于85 %,无强烈电磁干扰的工作环境中,搬动仪器应小心轻放,避免震动。

② 将仪器电源插头插入220 V 交流电源(要求使用交流电子稳压器),并将接地脚接地。

③ 打开仪器右侧的电源开关。

④ 液晶显示器显示"请等待",约6 s 后,液晶显示器显示"模式、长度、浓度、复测次数和波长"等选项。默认值:模式 = 1;长度 = 2.0;浓度 = 1.000;复测次数 = 1;波长 = 1 (589.3)。

⑤ 显示模式的改变。显示模式包括模式1-旋光度,模式2-比旋度,模式3-浓度,模式4-糖度。

如果显示模式不需改变,则按"校零"键,显示"0.000"。

若需改变模式,修改相应的模式数字。对于模式、长度、浓度、复测次数每一项,输入完毕后需按"回车"键,当复测次数输入完毕后,按"回车"键后显示"0.000"表示可以测试。在浓度项输入过程中,发现输入错误,可按"→",光标会向前移动,可修改错误。

在测试过程中需改变模式,可按"→"。

⑥ 显示形式包括如下几种。

测旋光度时,模式选"1"(按数码键"1"后,再按"回车"键):测量内容显示旋光度,数据栏显示 α 及 α 均值,需要输入测量的次数,脚标均值表示平均值。

测比旋度时,模式选"2":测量内容显示比旋度,数据栏显示 $[\alpha]$ 及 $[\alpha]$ 均值,需要输入试管长度(dm)、溶液浓度及测量次数,脚标均值表示平均值。

测浓度时,模式选"3":测量内容显示浓度,数据栏显示 c 及 c 均值,需要输入试管长度、比旋度及测量的次数,若比旋度为负,也请输入正值,浓度会自动显示负值,此时负号表示为左旋样品。

测糖度时,模式选"4":测量内容显示国际糖度,数据显示 Z 及 $[Z]$ 均值,需要输入测量的次数。

各数据栏下面的均方差为测量次数 =6 次时的标准偏差,反映样品制备及仪器测试结果的离散性,离散性越小,测试结果的可信度越高。

⑦ 将装有蒸馏水或其他空白溶剂的测定管放入样品室,盖上箱盖,按清零键,显示0读数。测定管中若有气泡,应先让气泡浮在凸颈处;通光面两端的雾状水滴,应用软布擦干。测定管螺帽不宜旋得过紧,以免产生应力,影响读数。测定管安放时应注意标记位置和方向。

⑧ 取出测定管,将待测样品注入测定管,按相同的位置和方向放入样品室内,盖好箱盖。仪器将显示出该样品的旋光度(或相应示值)。

⑨ 仪器自动复测 n 次,得 n 个读数并显示平均值及均方差值(均方差对 $n=6$ 有效)。如果复测次数设定为1,可用复测键手动复测,在复测次数 >1 时,按"复测"键,仪器将不响应。

⑩ 如样品超过测量范围,仪器来回振荡。此时,取出测定管,仪器即自动转回零位。此时可稀释样品后重测。

⑪ 仪器使用完毕后,应依次关闭光源、电源开关。

⑫ 每次测量前,请按"清零"键。

⑬ 仪器回零后,若回零误差小于 0.01 旋光度,无论 n 是多少,只回零一次。

⑭ 若要将数据保存在 PC 机内,请先安装随机软件,并将 USB 电缆连接仪器与计算机 USB 接口相连,然后按"复位"键,运行软件。

注:比旋度计算公式为 $[\alpha] = 100\alpha/lc$。式中,α 为测得的旋光度(度);c 为每 100 mL 溶液中含有被测物质的质量(g);l 为测定管长度(dm);测比旋度可按模式 2 操作。由测得的比旋度可得样品的纯度:纯度 = 实测比旋度/理论比旋度。测量国际糖分度的规算:根据国际糖度标准,规定用 26 g 纯糖制成 100 mL 溶液,用 2 dm 试管,在 20 ℃下用钠光测定,其旋光度为 +34.626,其糖度为 100° Z。本仪器按模式 4 可直读国际糖度。

四、折射仪的使用

1. 工作原理

当光线从一种介质 m 射入另外一种介质 M 时,光的速度发生变化,光的传播方向也会改变。这种现象称为光的折射现象。光线方向的改变是用入射角 θ_i 和折射角 θ_r 来量度的。根据光折射定律:

$$\frac{\sin\theta_i}{\theta_r} = \frac{v_m}{v_M}$$

我们把光的速度的比值 v_m/v_M 称为介质 M 的折射率(对介质 m)。即

$$n' = v_m/v_M$$

若 m 是真空,则 $v_m = c$(真空中的光速),则

$$n = \frac{c}{v_M} = \frac{\sin\theta_i}{\sin\theta_r}$$

在测定折射率时,一般都是光从空气射入液体介质中,而

$$\frac{c}{v_{空气}} = 1.000\ 27(即空气的折射率)$$

因此,我们通常用在空气中测得的折射率作为该介质的折射率。

$$n = \frac{v_{空气}}{v_{液体}} = \frac{\sin\theta_i}{\sin\theta_r}$$

但是在精密的工作中,对两者应加以区别。折射率与入射波长及测定时介质的温度有关。故表示为 n_D^t。例如 n_D^{20} 即表示以钠光的 D 线(波长 589.3 nm)在 20 ℃时测定的折射率。对于一个化合物,当 λ、t 都固定时,它的折射率是一个常数。

由于光在空气中速度接近于真空中的速度,而光在任何介质中的速度均小于光速。所以所有的介质的折射率都大于 1。从前面的式子可看出 $\theta_i > \theta_r$。

当入射角 $\theta_i = 90°$ 时,此时的折射角最大,称为临界角 θ_c。如果 θ_i 从 0 ~ 90° 都有入射的单色光,那么折射角 θ_r 从 0° 到临界角 θ_c 也都有折射角,即角 $N'OD$ 区是亮的,而角 DOA 区域是暗的;OD 是明暗两区域的分界线。从分界线的位置可以测出临界角 θ_c(图 1 - 2 - 22)。如果 $\theta_i = 90°$,$\theta_r > \theta_c$,则:

$$n = \frac{\sin 90°}{\sin\theta_c} = \frac{1}{\sin\theta_c}$$

只要测出临界角,即可求得介质的折射率。

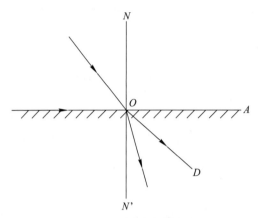

图 1 - 2 - 22　临界角测定原理

2. 折射仪的使用方法

阿贝折射仪(如图 1 - 2 - 23 所示)为一精密仪器,使用如何将关系到读数的准确性和仪器的寿命,故使用时各手轮的转动要缓,避免使用对棱镜、金属保温套及其间的胶合剂有腐蚀性的液体,避免日晒,用后擦干净置于干燥的箱内。

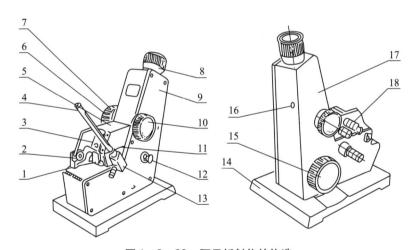

图 1 - 2 - 23　阿贝折射仪的构造

1. 反射镜　2. 连接　3. 遮光板　4. 温度计　5. 进光棱镜座　6. 色散调节手轮　7. 色散值刻度圈
8. 目镜　9. 盖板　10. 棱镜紧锁扳手　11. 棱镜座　12. 照明刻度盘聚光镜　13. 温度计座
14. 底座　15. 折射率刻度调节手轮　16. 调节螺丝　17. 壳体　18. 恒温器接头

（1）校准

① 将折射仪与恒温装置相连,20 ℃恒温半小时。

② 打开棱镜紧锁扳手,在磨砂面棱镜上滴加蒸馏水($n_D^{20} = 1.333\,0$)2 ~ 3 滴,关闭棱镜。

③ 调节刻度调节手轮,使目镜内的读数为 1.333 0。

④ 调节目镜内明暗分界线是否在十字线的交点上,若有偏差,则用附件方孔调节扳手转动调节螺丝,使明暗分界线调整至十字线交点上。测定过程中,螺丝不允许再动。

（2）测定

① 打开棱镜紧锁扳手,滴 2 ~ 3 滴丙酮于棱镜表面,合上棱镜,片刻后打开棱镜,用擦镜纸轻轻将丙酮吸干。

② 将待测样品的液体 2 ~ 3 滴均匀地置于磨砂面棱镜上,滴加样品时应注意切勿使滴管尖端直接触及镜面,以防造成刻痕,关闭棱镜。

③ 调节反光镜,使镜筒的视场明亮。

④ 转动刻度调节手轮,直至在目镜中观测到的视场出现半明半暗视野。转动色散调节手轮,使视场内呈现一个清晰的明暗分线,消除色散。再次小心转动刻度调节手轮使明暗分界线正好处在十字线交点上。

⑤ 观察读数视场所示的刻度,即为待测液在该实验温度下的折射率。

五、熔点仪的使用

化合物的熔点就是在一个大气压下其固液两相达到平衡的温度。熔点是物质的一个物理性质,但并非固定不变,有两个因素对熔点影响很大。一个是压强,如果压强变了,熔点也要变。另一个是纯度,我们所说的物质的熔点是指纯净的物质,但现实生活中大部分的物质都含有一定量的杂质,即使数量很少,也会对熔点产生很大影响。

纯粹的固体有机化合物一般都有固定的熔点,即在一定大气压下,固液两相之间的变化非常敏锐,自初熔到完全熔化(这个温度范围称为熔程)温度差不超过 0.5 ~ 1 ℃。若混有杂质,其熔点下降,且熔程较长。因此熔点是鉴定固体有机化合物的一个重要参数,通过测定熔点可以鉴别未知固态有机物和判断有机物的纯度。

1. 测定熔点的装置

测定熔点可以使用多种装置,下面简单介绍几种:

① 应用熔点测定管(Thiele 管或叫 b 形管),管中加浴液至高出上侧管时即可,如(图 1 - 2 - 24)所示。浴液可根据被测物熔点的高低来定,常用的有液体石蜡、浓硫酸和硅油等。将熔点管夹在铁架上,管口配一开口的单孔软木塞,将温度计插入软木塞孔中,刻度向着软木塞开口,温度计的水银球位于 b 形管两支端中间,将装好样品的毛细管用小橡皮圈固定在温度计下端,使毛细管中的样品部分位于水银球中部,如图 1 - 2 - 24。注意橡皮圈应套在毛细管上端,不能让其触及浴液。在图示部位加热,受热的浴液在 b 形管中循环流动,使温度较为均匀。

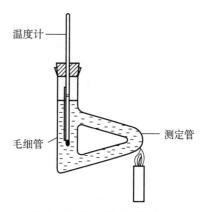

图 1 - 2 - 24　熔点测定管

② 取一个 100 mL 烧杯,放入约 60 mL 浴液和一颗搅拌子,置烧杯于磁力加热器的铝板上,然后将装有样品的毛细管用橡皮圈紧固在温度计上,橡皮圈的高度以不触及浴液为宜,样品部分位置在温度计水银球的中部,最后把温度计用绳子挂在铁夹上,调节铁夹的高

度使温度计的水银球正好插入浴液的中部。

③ 使用熔点仪测定熔点。现在有多种熔点仪出售,操作简便、迅速,很多实验室都在使用。不同的熔点仪在使用方法上不完全相同,一般在使用前要仔细阅读使用说明书。

2. 熔点仪的使用方法

就目前实验室常用的 SGW X – 4 数字熔点仪(图 1 – 2 – 25)来说,既可用载玻片法测定物质的熔点、形变和色变等,也可用药典规定的毛细管法测定物质的熔点,尤其对深色样品,如医药中间体、颜料和橡胶促进剂等,并能自始至终观察到物质熔化的全过程。这种熔点仪的显微镜、加热台为一体结构,温度检测器为插入式,使用方便。显微镜用来观察样品受热后的反应变化及熔化的全过程,放大倍数为 40 倍。加热台用电热丝加热,并带有风机,可快速降温,同时还带有防风罩,可减少环境对测试结果的影响。温度显示最小示值为 0.1 ℃。熔点测量范围在室温至 320 ℃。测量重复性:± 1 ℃ (在 < 200 ℃时);± 2 ℃ (在 200 ~ 300 ℃时)。

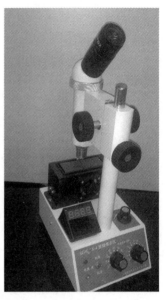

图 1 – 2 – 25 SWG X – 4 显微熔点仪

(1) 样品的填装(毛细管法)

放样品少许于干净的表面皿上,用刮刀碾成粉末,聚成小堆,然后取一根熔点管(通常为内径约 1 mm、长 60 ~ 70 mm、一端封闭的毛细管),将熔点管的开口垂直插入粉末中,使粉末进入熔点管,然后把熔点管倒过来,开口向上,从一根垂直的长约 40 cm 的玻璃管中自由落到一个倒扣的表面皿上,重复以上操作几次,直到熔点管内样品的高度为 2 ~ 3 mm 为止,装入的样品要求细而实,使传热迅速均匀。粘在熔点管外的样品粉末要擦去,以免污染浴液,同一种样品同时填装三支熔点管。

(2) 熔点测定

① 接通电源,打开加热开关,从目镜中观察加热台中心光孔是否处于视场中间,若左右偏移,可通过左右调节显微镜来解决。若前后不居中,可以松动加热台两旁的两只螺钉(注意不要拿下来,只要松动就可以了),然后前后推动加热台使其居中,并锁紧两只螺钉。在推动加热台时,为防止手指烫伤,可把波段开关和电位器调到编号最小位置,即逆时针旋到底。

② 进行升温速率调整。使用秒表计时,通过粗调和微调旋钮来调节升温速率,使熔点仪在接近所要求测量的熔点温度值时,升温速率设置为 1 ℃/min 左右。

③ 测温仪的传感器上,把毛细管插到加热台孔底部即可,若其位置不对,将影响测量准确度。

④ 为了测到准确的熔点值,先用熔点标准物质进行测量标定,求出修正值(修正值 = 标准值—所测熔点值),作为测量时的修正依据。这时,样品的熔点值 = 该样品实测值 + 修正值。

⑤ 待测样品要先进行干燥处理,粉末要先研细。

⑥ 当采用载 – 盖玻片测量时,建议先将盖玻片放在加热台上,放上待测样品,再放上

载玻片测量。

⑦ 数字温度显示的最小一位不稳定时,应读为中间数。如在 8 和 9 之间跳动时,应读为 8.5 ℃。

⑧ 重复测量时,先将开关打到中间关的状态,这时加热停止。自然冷却到 10 ℃ 以下时,再放入样品,然后将开关打到加热档,即可进行重复测量。

⑨ 测试完毕,应切断电源。

(卫　涛　孙　东　吴建章)

第三章
实验基本操作技能

第一节 化学试剂的取用

根据试剂中杂质含量的多少,我国生产的化学试剂基本上可以分为四级,其规格和适用范围如表1-3-1所示。

表1-3-1 试剂规格和适用范围

等级	名称	符号	标签颜色	适用范围
一级	优级纯	G. R.	绿色	精密的分析研究
二级	分析纯	A. R.	红色	精密的定性定量分析
三级	化学纯	C. P.	蓝色	一般定性分析及化学制备
四级	实验试剂	L. R.	棕色或黄色	一般的化学实验

可以根据实验的要求,选用不同级别的试剂。在一般无机化学实验中,化学纯级别的试剂足以满足实验要求。

实验准备室在分装化学试剂时,一般常把固体试剂装在易于拿取的广口瓶中,液体试剂或配制的溶液则盛在易于倒取的细口瓶或带有滴管的滴瓶中。见光易分解的试剂,应盛放在棕色瓶内。每一个试剂瓶上都应贴有标签,上面写明试剂的名称、浓度和日期,并在标签上涂一薄层石蜡。

取用试剂前应看清标签,再打开瓶塞,将瓶塞倒置在实验台上。如果瓶塞顶不是扁平的,可用食指和中指将瓶塞夹住或放在清洁的表面皿上,绝不能将它横置在实验台面上。用完试剂后,一定要把瓶塞盖严,绝不允许将瓶塞"张冠李戴"。最后要把试剂瓶放回原处,以保持实验台整齐干净。取用试剂时,不能用手接触化学试剂。

一、固体试剂的取用

① 要用清洁、干燥的药匙取用。药匙的两端为大、小两个匙,分别用于取较多的固体试剂和少量固体试剂。用过的药匙洗净晾干后,存放在干净的器皿中。

② 注意不要多取。多取的试剂不能倒回原试剂瓶,可放在指定的容器中以供它用。

③ 称取一定质量的固体试剂时,应把固体放在称量纸上称量。具有腐蚀性或易潮解的固体试剂必须放在表面皿或玻璃容器内称量。

④ 往试管(特别是湿试管)中加入粉末状固体试剂时,可用药匙或将取出的试剂放在

对折的纸条上,伸进平放试管中约 2/3 处,然后直立试管,把试剂放下去。

⑤ 往试管中加入块状固体试剂时,应将试管倾斜,使试剂沿管壁缓慢滑下,不能垂直悬空投入,以免击破管底。

⑥ 固体试剂的颗粒较大时,可在清洁干燥的研钵中研碎,然后取用。

⑦ 有毒的试剂要在教师指导下取用。

二、液体试剂的取用

从试剂瓶取用液体试剂时要用倾注法。先将瓶塞倒放在实验台面上,把试剂瓶上贴标签一面握在手心中,逐渐倾斜试剂瓶,让试剂沿着洁净的试管壁流入试管,或沿着洁净的玻璃棒注入烧杯中。取出所需量后,应将试剂瓶口在容器或玻璃棒上靠一下,再逐渐竖起试剂瓶,以免遗留在瓶口的液滴流到试剂瓶的外壁。

从滴瓶中取少量试剂时,应提起滴管使之离开液面,用手指紧捏滴管上部的橡皮胶头,以排出滴管中的空气,再把滴管伸入试剂里,放松手指吸入试剂,再提起滴管,垂直地放在试管口或烧杯的上方将试剂逐滴滴入。

使用滴瓶时要注意以下几点:

① 滴加试剂时禁止将滴管伸入试管中。

② 滴瓶上的滴管只能专用,不能放错,使用后应立即将滴管插回到原来的滴瓶中。不得将滴管乱放,以免玷污。

③ 用滴管取出试剂后,应保持橡皮胶头在上,不能平放或斜放,以防滴管中的试剂流入腐蚀胶头,玷污试剂。

④ 滴加完毕后,应将滴管中剩余的试剂滴入滴瓶中,不能捏着胶头将滴管放回滴瓶,以免滴管中充有试剂。

⑤ 定量取用时可使用量筒或移液管,可根据需要选用不同容量的量筒或移液管。多取的试剂不能倒回原瓶,应倒入指定容器内。

(李　永)

第二节　干燥和干燥剂的使用

干燥的目的是除去固体、液体或气体化合物中少量水分或其他有机溶剂,这在有机实验中是既普通又重要的操作。如很多有机反应需在无水条件下进行,不但要求所有的原料、溶剂要干燥,还要避免空气中的水蒸气进入反应器。再如液体有机物在蒸馏之前均需干燥,不然前馏分会大大增加。另外,有机物在进行红外光谱分析前均需要干燥,不然就会影响实验的测定结果。由此可见,此项操作虽然较为简单,但是完成得好坏会影响到有机反应的本身、粗产品的纯化以及产品分析结果的准确性等。因此,操作者必须认真对待这一操作。

干燥方法可分为物理方法与化学方法两种。

物理方法通常用吸附、共沸蒸馏、分馏、冷冻、加热和真空干燥等方法达到干燥目的。吸附是经常使用的一种方法,常用的吸附干燥剂有分子筛和离子交换树脂。不溶于水且可以和水形成共沸混合物的有机液体可用共沸蒸馏的方法干燥。可溶于水而不能和水形成共沸混合物的有机液体可用分馏的方法干燥。冷冻干燥又称升华干燥，是将含水的物料冷冻至冰点以下，让水转化为冰，然后在较高的真空条件下再将冰转化为蒸气而除水的一种干燥方法。加热干燥是通过加热的方法使物料中的水分汽化逸出，以达到干燥的目的，要求物料的热稳定性要好。真空干燥是利用较低温度下，在减压条件下进行干燥以达到除去物料中水分的目的。

化学方法通常利用干燥剂进行除水，达到干燥的目的。分为以下两类：一类与水能可逆地结合生成水合物，如 $CaCl_2$、Na_2SO_4 和 $MgSO_4$ 等；另一类与水会发生不可逆化学反应生成新化合物，如金属钠、P_2O_5 和 CaO 等。用干燥剂来干燥液体有机化合物，只能除去少量水分，若液体有机物中含大量水，应设法事前除去。

一、液体的干燥

液体有机物的干燥，一般是直接将干燥剂加入到液体有机物中，并不时剧烈振荡充分接触得到干燥，干燥后的液体往往需进一步蒸馏纯化。

使用干燥剂干燥液体有机物时，应注意以下几个问题：

1. 常用干燥剂和选用原则

干燥剂的选用原则包括以下几点：

① 干燥剂不可溶解于待干燥的液体有机物。

② 干燥剂不能和待干燥的液体有机物发生化学反应。如碱性干燥剂不能用于酸性有机物的干燥；酸性干燥剂不能用于碱性有机物的干燥。有些干燥剂可与待干燥有机物形成配合物，如氯化钙可与醇、胺类形成配合物，因此不能用来干燥这些液体有机物。

③ 要充分考虑干燥剂的吸水容量、干燥效能及干燥速度。吸水容量是指单位质量的干燥剂能吸收的水量，而干燥效能是指达到干燥平衡时液体有机物的干燥程度。如 Na_2SO_4 的吸水容量较大，但干燥效能弱，而 $CaCl_2$ 吸水容量较小，但干燥效能较强。如干燥含水量较大而不易干燥的液体有机物时，可先选用吸水容量大的干燥剂以除去大部分水分，再选用干燥效能强的干燥剂进一步干燥。此外，还要考虑干燥剂的干燥速度。

常用的干燥剂的性能及其适用范围见表 1-3-2。

表 1-3-2 干燥液体有机物常用干燥剂的性能与适用范围

干燥剂	和水作用产物	酸碱性	干燥速度	干燥效能	适用范围
$CaCl_2$	$CaCl_2 \cdot nH_2O$ ($n=1,2,4,6$)	中性	较快，但放置时间较长	中等	不能干燥与醇、酚、胺、酰胺及某些醛、酮、酯类化合物，因和这些化合物可以形成配合物。
Na_2SO_4	$Na_2SO_4 \cdot 10H_2O$	中性	缓慢	弱	常用于初步干燥
$CaSO_4$	$2CaSO_4 \cdot H_2O$	中性	快	强	常与 $MgSO_4$（Na_2SO_4）一起作最后干燥

干燥剂	和水作用产物	酸碱性	干燥速度	干燥效能	适用范围
$MgSO_4$	$MgSO_4 \cdot nH_2O$ ($n=1,2,4,5,6,7$)	中性	较快	较弱	范围广,可代替 $CaCl_2$,还可用于醛、酮、酯、腈、酰胺等不能用 $CaCl_2$ 干燥的化合物
K_2CO_3	$K_2CO_3 \cdot 1/2H_2O$	弱碱性	慢	较弱	适用于醇、酮、酯、胺及杂环等碱性化合物,不适用于酸、酚及其他酸性化合物
KOH NaOH	溶于水	强碱性	快	中等	适用于胺、杂环等碱性化合物,不适用于醇、醛、酮、酸、酚等化合物
金属钠	$NaOH + H_2$	碱性	快	强	适用于除去醚、烃类化合物中的痕量水分,切成小块或压成钠丝使用
CaO	$Ca(OH)_2$	碱性	较快	强	适用于低级醇类化合物
P_2O_5	H_3PO_4	酸性	快,但吸水后操作不便	强	适用于醚、卤代烃、烃、腈等化合物中的痕量水分,不适用于醇、酸、胺、酮等化合物
分子筛	物理吸附	中性	快	强	各类有机化合物干燥

2. 干燥剂的用量

干燥剂的最少用量是通过干燥剂的吸水容量以及水在液体有机物中溶解度来估算的。事实上,由于液体有机物中的含水量的不同,干燥时间的不同,干燥剂的质量不同,干燥剂的干燥速度、颗粒大小的不同以及温度等因素的影响,很难具体确定干燥剂的用量。一般来讲,干燥剂的用量要大大超过理论估算的量,但用量过多反而会导致干燥剂吸附了一部分的液体造成产量的损失。一般的参考值是干燥剂的用量为每 10 mL 液体为 0.5~1.0 g。在实际操作中,加入干燥剂一段时间后,观察干燥剂的形态,若其大部分棱角清楚可辨,且新加入的干燥剂不结块、不黏附在器壁上,摇动时旋转并伴有颗粒状悬浮物。这就表明干燥剂的用量已合适。

3. 液体干燥操作

在干燥操作之前,先尽可能将待干燥液体有机物的水分分离干净,表面应观察不到水层或悬浮的水珠,将液体置于锥形瓶中。干燥剂需研成大小合适的颗粒,颗粒太大时会因表面积太小吸水太慢,且干燥剂的内部不起作用造成干燥剂的浪费,若颗粒太小则不易过滤,同时也吸附了过多的液体导致产量下降。干燥剂的用量不宜太多,否则因吸附过多液体而引起更大的损失。干燥剂采用分批少量加入的方式,每次加入少量后不断地旋摇并观察一段时间,反复操作直至液体由混浊变澄清,同时干燥剂也不黏在锥形瓶瓶壁上,干燥剂的用量基本合适,再加入过量15%左右的干燥剂,盖上橡皮塞静置0.5 h左右。

干燥时若出现下列几种情况,需做相应处理:

① 加入干燥剂后出现水层,说明液体有机物含水太多,干燥剂已经溶解。应将水层分

出后,再重新加入的干燥剂。

② 若干燥剂黏附于锥形瓶器壁上,说明干燥剂用量太少,应适当补加干燥剂。

③ 若用于黏稠液体的干燥时,液体有机物需用溶剂进行稀释后再加干燥剂。

④ 未知液体有机物的干燥,常用中性干燥剂。

二、固体的干燥

1. 自然晾干

将抽干待干燥的固体置于表面皿上或培养皿中,尽量平铺成薄薄的一层,用一张滤纸或培养皿覆盖上,以免灰尘沾污,然后在室温下放置直到干燥为止。一般适用于对热稳定性差且在空气中不吸潮的固体有机物。缺点是干燥时间长,一般需要数天时间才能完全干燥。

2. 滤纸吸干

有时固体所吸附的溶剂过多,抽气过滤时很难抽干,这时可将固体放在滤纸上,上面再用滤纸挤压以吸出多余的溶剂,但这种方法干燥的固体中难免会留存有一些水分无法彻底干燥。

3. 红外线干燥

实验室常用的是红外线快速干燥箱或红外灯。利用红外线穿透力强的特点,使水分或溶剂从固体内部蒸发出来。适合于热稳定性好又不易升华的固体有机物。方法优点是干燥速度较快。

4. 烘箱烘干

熔点较高、无腐蚀、无挥发性、热稳定好且不易燃的固体有机物可以置于烘箱中烘干。烘箱中烘干固体有机物时需严格控制温度。切忌将易燃或易爆物放在烘箱内烘烤。

5. 干燥器中干燥

① 普通干燥器。对易吸潮或热不稳定的固体有机物可置于干燥器中干燥。干燥器的盖子与缸身之间的平面经过磨砂,通常在磨砂处涂上凡士林,保持密闭。干燥器中存放有干燥剂,干燥剂和被干燥物放在同一密闭容器中但互不接触,利用干燥剂吸收固体有机物中缓慢挥发出来的水或溶剂达到干燥的目的。常用的干燥剂是变色硅胶,无水时的硅胶是蓝色的,吸收了过多的水分后变成粉红色,加热除掉水分后可以重新使用。

② 真空干燥器。真空干燥器如图 1 – 3 – 1 所示,其结构大体和普通干燥器相似。只是顶部装有一个带活塞的导气管,可连接循环水真空泵抽真空,和普通干燥器相比,真空干燥器通过抽真空可以提高干燥速度。

③ 真空加热干燥。图 1 – 3 – 2 所示是能升温的真空恒温干燥器。使待干燥物处于真空条件下进行加热干燥,并利用循环水真空泵进行抽真空,加快干燥的速率。这种干燥器是针对在高温条件下容易分解、聚合、变质以及加热时对氧气较敏感的固体有机物,但只适用于少量物质的干燥。

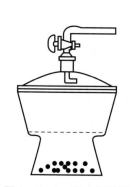

图 1-3-1　真空干燥器

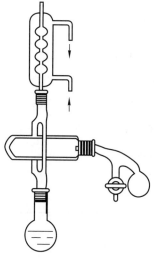

图 1-3-2　真空恒温干燥器

6. 真空冷冻干燥

对于热不稳定的固体有机物，还可利用特殊的真空冷冻干燥机进行干燥，即在低温低压条件下，使固体有机物中的水分冻结后升华而除去。但该方法所用的设备昂贵，成本高，一般的实验室很少用。

三、气体的干燥

有机化学实验中常用的气体有 N_2、O_2、CO_2、H_2、Cl_2 和 NH_3 等，有时需对它们也进行干燥。气体的干燥通常是让气体流经含干燥剂的容器，常用的有干燥管、干燥塔或洗气瓶。如用固体干燥剂来干燥气体通常在干燥塔中进行，如图 1-3-3 所示；如用浓 H_2SO_4 等液体干燥剂来干燥化学惰性气体，通常在洗气瓶中进行，如图 1-3-4 所示。

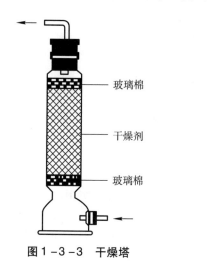

玻璃棉

干燥剂

玻璃棉

图 1-3-3　干燥塔

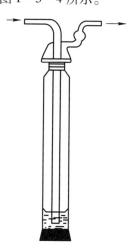

图 1-3-4　洗气瓶

常用的干燥气体常用干燥剂列于表 1-3-3 中。

表 1 – 3 – 3　干燥气体常用的干燥剂

干燥剂	适用气体
石灰、NaOH、KOH	NH_3、胺类
碱石灰	O_2、N_2、NH_3、胺类
无水 $CaCl_2$	H_2、HCl、CO、CO_2、N_2、O_2、低级烷烃、乙醚、卤代烃、烯烃
P_2O_5	H_2、O_2、CO_2、N_2、SO_2、烷烃、烯烃
$CaBr_2$、$ZnBr_2$	HBr
分子筛	O_2、H_2、CO_2、H_2S、烷烃、烯烃
浓 H_2SO_4	N_2、O_2、CO_2、Cl_2、HCl、烷烃

（杨丽珠）

第三节　加热与冷却

一、加热

在实验室中,某些仪器的干燥,溶液的蒸发和某些化学反应的进行等都需要加热。

1. 热源

常用的热源有两种:一种为酒精(喷)灯或煤气灯,使用可燃液体或气体燃烧放出的热量;一种为电加热,如电炉、电加热套、恒温箱、管式电炉及马福炉等(图 1 – 3 – 5)。可以根据需要和实际条件,选择适用的热源。

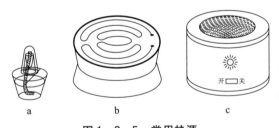

a　　　　　b　　　　　c

图 1 – 3 – 5　常用热源

（1）酒精灯

在化学实验中,酒精灯是最简单的加热工具。它由玻璃灯体、陶瓷灯芯管和灯帽三部分组成,酒精(即乙醇)通过灯芯线靠毛细作用汲上,点燃后产生火焰,其正常火焰分为三层:焰心,内焰(还原焰)和外焰(氧化焰)(图 1 – 3 – 6)。进行实验时,一般都用外焰来加热,温度通常可达 $400 \sim 500\ ℃$。

酒精为易燃液体,使用时必须注意安全,操作方法如下:

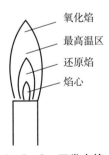

氧化焰
最高温区
还原焰
焰心

图 1 – 3 – 6　正常火焰

① 先检查灯芯，如果灯芯顶端不平或已烧焦，要剪去少许。然后用镊子调整露出灯芯长度。灯芯露出多则火焰大，反之则火焰小，可根据需要加以调整。

② 再检查灯内酒精量。酒精量不得超过灯身容积的2/3，以防酒精受热膨胀溢出，但也不能少于1/4，否则灯内空气较多，和酒精蒸汽混合，可能在点燃酒精灯时引起爆炸。

③ 酒精灯内酒精不足时，必须及时添加。添加酒精时，必须使用漏斗。首先应熄灭火焰，然后再向灯内加入酒精，绝对禁止向燃着的酒精灯里添加酒精。

④ 只能用火柴或其他引燃物点燃酒精灯，绝对禁止用燃着的酒精灯对点，以免酒精流出而失火。

⑤ 熄灭酒精灯不可用嘴吹，避免引起灯内酒精蒸汽燃烧或爆炸（通常灯芯管与灯口之间都有间隙），只能用灯帽盖灭，可将灯帽盖上、提起、再盖上，不能直接盖上就算了。

⑥ 酒精灯不用时，必须盖好灯帽。否则酒精蒸发后，灯内酒精中含水比例增大，下次使用时不易点燃，而且浪费。

⑦ 长时间加热时，最好预先用湿布包裹灯身降温，以免灯内酒精受热大量挥发而发生危险。

（2）酒精喷灯

常用的酒精喷灯有座式和挂式两种。座式喷灯的酒精贮存在灯座内，挂式喷灯的酒精则贮存在悬挂于高处的贮罐内（图1-3-7）。酒精喷灯的温度可达700~1 000 ℃。

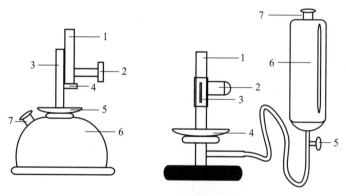

图1-3-7 酒精喷灯

座式酒精喷灯
1. 灯管，2. 空气调节阀
3. 预热管，4. 喷嘴
5. 引火碗，6. 酒精壶
7. 注酒精孔

挂式酒精喷灯
1. 灯管，2. 空气调节阀
3. 空气入口，4. 引火碗
5. 酒精壶开关，6. 酒精壶
7. 注酒精孔

酒精喷灯的使用方法：

① 首先用捅针捅一捅酒精蒸汽出口，保证出气口畅通。

② 检查酒精量。酒精不足时必须借助小漏斗向酒精壶内添加酒精，壶内的酒精不能装得太满，以不超过酒精壶容积（座式）的2/3为宜。

③ 使用时，要先向预热盆中注入酒精，然后点燃盆中的酒精加热灯管。等待酒精将近燃完，灯管温度已经足够高时，开启开关(逆时针转)，这时酒精在灯管内受热气化，并与来自气孔的空气混合，用火点燃管口气体，即可形成高温的火焰。通过调节开关阀门(有的是上下移动)控制火焰到正常火焰。

④ 用完后，挂式喷灯要先关闭酒精壶的开关，等橡胶管内和灯内的酒精燃烧完后，火焰自然熄灭，再关紧酒精喷灯旋钮。

⑤ 挂式喷灯使用前应先开启酒精贮罐开关，不使用时，必须关好贮罐的开关，以免酒精漏失，甚至发生事故。

⑥ 座式喷灯若长期不用时，须将酒精壶内剩余的酒精倒出。

⑦ 需要特别注意的是，在开启开关，点燃管口气体以前，必须使灯管充分灼热，否则酒精没有全部气化，直接由灯管喷出液态酒精，可能形成"火雨"，甚至有引起火灾的危险。

（3）煤气灯

煤气灯(图1-3-8)也是实验室中常用的加热装置。煤气(主要可燃成分是 CO、H_2、CH_4 等)通过导管输送到实验台上，用橡皮管将煤气管和煤气灯相连。煤气燃烧后的主要产物 CO_2 和 H_2O 是无害的，但煤气中含有窒息性的有毒的气体 CO，因此决不能把煤气逸到室内。不用时，一定要注意关紧煤气阀门。

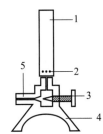

图1-3-8 煤气灯
1. 灯管，2. 空气入口，3. 针状阀门，4. 底座，5. 煤气入口

煤气在空气中不完全燃烧时，火焰呈黄色，黄色火焰温度不高。煤气与适量空气混合后可完全燃烧生成 CO_2 和 H_2O，产生正常火焰，正常火焰分三层：内层为焰心，煤气未燃烧，无色，温度约300 ℃；中间层为还原焰，氧气不足，煤气燃烧不完全，火焰呈淡蓝色，具有还原性，温度较高，约500 ℃；外层为氧化焰，氧气充足，煤气完全燃烧，火焰呈淡紫色，具有氧化性，温度一般可达900 ℃以上。

由于煤气灯火焰温度较高，主要用于灼烧和加工玻璃制品等。化学实验中直接加热试管中的液体(或固体)、蒸发浓缩溶液以及干燥晶体等通常使用分层不明显的淡蓝色火焰，温度略低，常称为小火。

煤气灯使用方法：先旋转灯管，关闭空气入口，划着火柴，打开煤气龙头，火柴接近灯管口处，点燃煤气灯，然后旋转灯管，调节空气进入量，直至火焰成为正常火焰。用完后，关紧煤气阀门，等待火焰自然熄灭。离开实验室时一定要再检查一下开关是否已关好。

使用煤气灯时要注意调节煤气和空气进入的量和比例，如煤气和空气的进入量过大，燃烧时会出现"临空火焰"(图1-3-9)，火焰脱离管口临空燃烧。当空气进入量远大于煤气进入量时，煤气会在灯管内燃烧，形

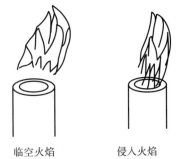

临空火焰　侵入火焰
图1-3-9 临空火焰和侵入火焰

成"侵入火焰"，会使灯管发烫，容易发生危险。应立即关闭煤气管阀门，待灯管冷却后，关闭空气入口，重新点燃使用。

2. 加热方式

加热有直接加热和间接加热两种方式。可根据实验要求、化合物的物理化学性质选用适当的加热方式。

（1）直接加热

直接加热时要使用能够耐热的容器,常用的有烧杯、烧瓶、锥形瓶、蒸发皿、坩埚、试管等。这些仪器可以耐受一定程度的高温,但不能承受骤热骤冷,要先均匀加热,逐渐升温,受热后也不能立即与潮湿的或过冷的物体接触,否则会由于骤热骤冷而破裂。

加热时,应把受热物质的中下底部放在酒精灯的外焰部分。要注意液体、固体物质的加热方法的选择,掌握要领。

① 加热液体时,在加热前必须擦干容器外壁。

a. 加热试管中的液体时,液体量不应超过试管高的1/3(图1-3-10)。一般可直接在火焰上加热。加热时,应注意以下几点:

用试管夹夹持试管中上部。试管口向上,试管稍倾斜,以免烧坏试管夹。

先加热液体的中上部,再慢慢向下移动,直到底部,同时要不停地上下移动,使各部分液体受热均匀,不要集中加热某一部分,否则将使管内液体局部受热沸腾,骤然产生蒸汽,液体被冲出管外,容易造成烫伤。

不要将试管口对着自己或别人,以免溶液溅出时烫伤。

b. 加热烧杯、烧瓶和锥形瓶等容积较大的玻璃仪器中液体时,液体不宜超过容器总容量的一半(图1-3-10)。玻璃仪器必须放在石棉网上,否则容易因受热不均匀而破裂。当用电炉加热时,烧杯(瓶)受热面扩大,且受热较均匀。用灯焰加热时,灯焰要对准石棉块,以免铁丝网被烧断,或局部温度过高。

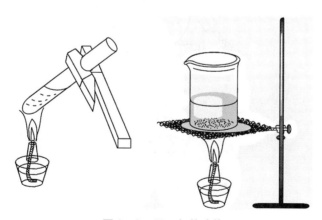

图1-3-10　加热液体

② 加热固体的方法如下。

a. 加热试管中的固体时,要将固体在试管中铺开,试管可用试管夹夹持或用铁夹固定加热,必须使试管口稍微向下倾斜,以免水蒸气冷凝后回流到灼热的管底,而使试管炸破。加热时,应先将火焰来回移动,均匀加热,再在盛有固体物质的部位加强热(图1-3-11)。

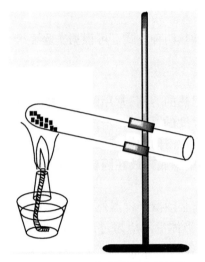

图 1 – 3 – 11　加热试管中的固体

b. 加热较多固体时,可将固体放入蒸发皿中加热,要注意充分搅拌,使固体受热均匀。当需要高温灼烧固体物质时,可将固体放入坩埚中,用煤气灯的氧化焰灼烧(图 1 – 3 – 12)。灼烧蒸发皿、坩埚时,应放在泥三角上,需要移动时,必须用坩埚钳夹取。

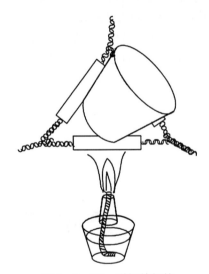

图 1 – 3 – 12　坩埚的加热

(2) 间接加热

直接加热玻璃仪器时,因为剧烈的温度变化和不均匀的加热可能会造成玻璃仪器破损,引起燃烧甚至爆炸事故的发生。另外由于局部过热,还可能引起部分化合物的分解。为了避免直接加热带来的问题,化学实验中常用到间接加热的方法。如果要控制在一定温度范围内进行较长时间的加热,则必须选择间接加热方式。

间接加热是指首先利用热源加热导热介质,导热介质再把热量传递给需要加热的容器,一般称为热浴,主要方式有水浴、蒸汽浴、油浴、空气浴、砂浴等。

① 水浴、蒸汽浴。当所需加热温度在 100 ℃ 以下时,可以使用水浴或蒸汽浴。一般需要加热乙醚等低沸点易燃有机物时,不能使用明火,通常是用预先准备好的热水加热,离心试管由于管底玻璃较薄,不能直接加热,应在热水浴中加热。

水浴是在具有可移动的同心圆盖的铜制水锅(图 1 - 3 - 13a)加入适量水,加热到一定温度,将容器浸入热水中,进行加热,也可用烧杯(图 1 - 3 - 13b)等广口玻璃容器代替。蒸汽浴(图 1 - 3 - 13c)是把水加热到沸腾,容器不进入水中,利用水蒸气加热。

但是,当用到金属钾或钠的操作时,绝对不能用水浴加热。

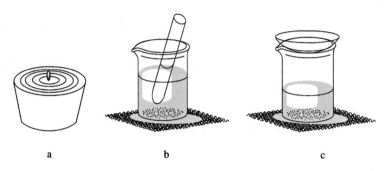

a   b   c

图 1 - 3 - 13　水浴、蒸汽浴

使用水浴时,热浴液面应略高于容器中的液面,不要使容器底部触及水浴锅底,控制加热强度,使温度稳定在所需要范围内。若长时间加热,水蒸发损失较多,要适当添加热水,或者加入石蜡,石蜡受热熔化后,铺在水面上,可以减少水的蒸发。

电热恒温水浴装置可以同时放置多个反应容器,能够灵活调节水温,用起来较为方便,不仅在化学实验中常用,其他学科也有广泛应用,如分子生物学实验中的 PCR 仪。

如果加热温度稍高于 100 ℃,也可以选择适当的无机盐饱和溶液作为热浴液,它们的沸点列于表 1 - 3 - 4。

表 1 - 3 - 4　某些无机盐饱和溶液作热浴液

盐类	饱和水溶液沸点/ ℃	盐类	饱和水溶液沸点/ ℃
NaCl	109	MgSO$_4$	108
KNO$_3$	116	CaCl$_2$	180

② 油浴也是一种常用的加热手段,和水浴相比,就是热浴液换成高沸点有机化合物。油浴所能达到的最高温度取决于所用有机化合物的种类,加热温度最高可达 250 ℃以上。

使用甘油可以加热到 140～150 ℃,温度过高时会发生分解。由于甘油吸水性强,久置后,在使用前应首先除去所吸收的水分,然后才能用于油浴。

使用甘油和邻苯二甲酸二丁酯的混合液可以加热到 140～180 ℃,温度过高则分解。

使用植物油如菜油、蓖麻油和花生油等可以加热到 220 ℃。在植物油中加入 1 % 的对苯二酚,可增加油在受热时的稳定性。

使用液体石蜡可以加热到220 ℃,继续升温虽然不易分解,但易燃烧。

使用固体石蜡也可加热到220 ℃以上,优点是室温下为固体,便于保存。

硅油或真空泵油在250 ℃时仍较稳定,透明度好,使用安全,是目前实验室中较为常用的热浴液之一。

使用油浴加热时,需要注意以下几点:

a. 要在油浴中装置温度计(温度计感温部分如水银球等,不应放到油浴锅底),以便随时观察和调节温度。使用导电表和继电器相连,可以组成自动控温装置。现在通常使用热电偶测温的专用控温仪。

b. 加热完毕取出反应容器时,应用铁夹夹住反应容器,离开液面悬置片刻,待外壁上附着的油滴完后,用纸或干布拭干。

c. 操作时要注意防止水溅入油中,否则加热时会产生大量泡沫,严重时发生爆溅。

d. 油量不宜过多,防止受热溢出着火。

e. 当油冒烟时应立即停止加热。

③ 浓硫酸也可以用作为热浴介质,可以加热到250 ~ 270 ℃,到300 ℃左右会分解。若加入30 %左右的K_2SO_4,可用到325 ℃,但冷却时会凝成固体,必须在停止加热后立即取出容器。浓硫酸具有强腐蚀性,使用时要注意安全。

④ 空气浴就是让热源把封闭的空气加热,空气再把热能传导给反应容器。沸点在80 ℃以上的液体原则上都可以用空气浴加热。用来进行烘干的烘箱就是用空气浴加热。

电热套是一种实验室常用的空气浴加热装置,一般能加热到400 ℃左右,高温电热套的最高加热温度可到800 ~ 1 000 ℃。电热套是由控制电路、无碱玻璃纤维和金属加热丝编制的半球形加热内套组成,具有升温快、加热温度高、操作简便和经久耐用等优点。由于采用球形加热,可使容器受热面积达到60 %以上。

注意事项:

a. 仪器应有良好的接地,并注意通风,环境湿度相对过大时,可能会有感应电透过保温层传至外壳。

b. 第一次使用时,套内冒出白烟和异味,颜色发生变化属于正常现象,放在通风处,消失后即可正常使用。

c. 搭建装置时,要使电热套内壁与容器外壁保持2 cm左右的距离,利用热空气传热并防止局部过热。

d. 如有液体溢入套内,应迅速关闭电源,将电热套放在通风处,待干燥后方可使用,以免漏电或电器短路发生危险。

e. 长期不用时,将电热套放在干燥无腐蚀气体处保存。

f. 不能空套取暖或干烧。

⑤ 砂浴是将清洁而又干燥的细砂平铺在铁盘上,把被加热容器埋在砂中,通过铁盘加热细砂,最高可达400 ℃。由于砂导热能力较差,散热却较快,所以容器底部的砂层要薄些,周围的砂层要厚些。由于砂浴温度上升较慢,且不易控制,所以使用较少。

除了以上介绍的几种加热方法外,还可根据实验需要,采用红外灯、熔盐浴、金属浴(合金浴)等多种加热方法。无论用哪一种方法,都要加热均匀稳定,充分利用能源。

二、冷却

有些化学反应需要在低温条件下进行,有时在实验中会产生大量的热,需要迅速释放,否则会使反应温度迅速升高,可能引起副反应或使反应物蒸发,甚至会发生冲料和爆炸事故。要把温度控制在一定范围内时,就要进行适当的冷却。有时为了降低溶质在溶剂中的溶解度或加速结晶析出,也要采用冷却的方法。

实验室经常使用自然冷却法或水、冰、冰－无机盐、干冰－有机溶剂等作为冷却剂进行冷却操作。在实验中应根据具体要求,采用不同的冷却剂。

1. 水冷却

室温进行的反应可用冷水冲洗容器外壁,或把反应器浸在冷水中,进行热量交换。在不影响实验结果的情况下,也可把碎冰直接投入反应器中。这种冷却方式可以获得接近室温的冷却效果。

2. 冰水冷却

碎冰与玻璃容器壁接触面小,冷却效果差,用水和碎冰的混合物作冷却剂,冷却效果要比单用冰块好,可冷却至 0 ℃左右。

3. 冰盐浴冷却

需要在 0 ℃以下进行操作时,常用按不同比例混合的碎冰和无机盐作为冷却剂。把盐研细,和碎冰(或冰片花)混合在一起,使盐均匀包在冰块上。冰－食盐混合物(质量比3∶1),一般可冷至 －5 ~ －18 ℃,由于碎冰易结块,需经常加以搅拌。其他盐类的冰－盐混合物冷却温度见表 1 – 3 – 5。

表 1 – 3 – 5　冰盐混合物的质量分数及最低温度

盐类	盐质量分数	冰	温度/ ℃
NaCl	1	3	－20
NaCl	1	1	－22
NH_4Cl	1	4	－15
NH_4Cl	1	2	－17
$CaCl_2 \cdot 6H_2O$	1	2.5	－9
$CaCl_2 \cdot 6H_2O$	1	1.25	－21.5
$CaCl_2 \cdot 6H_2O$	1	1	－29
$CaCl_2 \cdot 6H_2O$	1.25	1	－40
$CaCl_2 \cdot 6H_2O$	1.5	1	－49
$CaCl_2 \cdot 6H_2O$	5	1	－54
NH_4NO_3	1	2	－16.7
$NaNO_3$	1	2	－17.8
NaBr	1	1.5	－28

4. 干冰或干冰与有机溶剂混合冷却

固态 CO_2 的汽化热很大，在 $-60\ ℃$ 时为 $364.5\ J\cdot g^{-1}$，在常压下气化时可使周围温度降到 $-78\ ℃$ 左右，并且不会产生液体，所以叫"干冰"。干冰和乙醇、异丙醇、丙酮、乙醚或氯仿混合，可冷却到 $-50\sim-78\ ℃$。

5. 液氮

液氮可冷至 $-196\ ℃(77\ K)$，根据实验需要，可以加入有机溶剂调制所需的低温浴浆（表 1-3-6）。

表 1-3-6　液氮-有机物混合物最低温度

化合物	温度/℃	化合物	温度/℃
乙酸乙酯	-83.6	丙二酸二乙酯	-51.5
乙酸甲酯	-98.0	乙酸乙烯酯	-100.2
乙酸正丁酯	-77.0		

使用干冰或液氮时注意事项：

① 使用时应将冷却剂放在杜瓦瓶(广口保温瓶)或其他绝热效果好的容器中，以保持其冷却效果。

② 要避免与皮肤的直接接触，防止冻伤。

③ 要保证通风良好，防止窒息。

④ 保温效果好的保温箱可以减慢干冰升华的速度，但不可以将干冰储存在不透气的保温箱内。

⑤ 切勿将液态氮常温储存于非正压式密封容器中。

6. 低温浴槽

低温浴槽是一种非常方便进行低温反应的仪器，工作原理类似于冰箱。使用筒状不锈钢槽，开口向上，内装酒精等液体介质，利用压缩机循环氟利昂制冷，使酒精降温，反应瓶浸在酒精液体中。一般可外装循环泵，使冷酒精与冷凝器连接循环，用来冷却外部更多的容器。应用液体介质不同，低温浴槽的使用范围也不同，可以根据实验要求来选择

在进行低温操作时，要注意当温度低于 $-38\ ℃$ 时，由于水银会凝固，因此不能再用水银温度计，而应使用添加少许颜料的有机溶剂(酒精、甲苯、正戊烷)温度计。

（杨新宇）

第四节　重结晶与过滤

重结晶是纯化固体化合物的重要方法之一。从自然界或有机化学反应中分离出来的

化合物往往是不纯的,通常称之为粗产物。粗产物中常常混有一些杂质,如未完全作用的原反应物,催化剂和反应副产物等,必须加以提纯。

固体物质的溶解度与温度密切相关。一般情况,随着温度的上升而增大,反之则溶解度下降。利用溶剂对被提纯化合物及杂质的溶解度的不同,以达到分离纯化的目的。将有机物溶解在热的溶剂中制成饱和溶液,趁热过滤以滤去不溶性杂质,滤液冷却后,此时物质(通常是以纯净的状态)重结晶析出,滤出母液中的杂质而获得较纯净固体,故称重结晶。

重结晶的一般过程如下:

1. 选择溶剂

选择合适的溶剂是重结晶操作中的关键,在选择时应注意以下几点:

① 所选的溶剂不与被提纯物质发生化学反应。

② 在较高温度时能溶解较多的被提纯物质,而在低温度下只能溶解少量被提纯物质,这样能保证有较高的回收率。

③ 对杂质的溶解度很大(使杂质留在母液中不随提纯的晶体一起析出)或很小(在制成热的饱和溶液后,趁热过滤把杂质滤掉)。

④ 所选溶剂沸点不宜太高,应较易挥发,易与结晶分离除去。

⑤ 能得到较好的结晶。

⑥ 所用溶剂还应具有毒性小、操作安全、价格低廉等优点。

2. 溶解

将待重结晶的固体置于锥形瓶或圆底烧瓶中,加入比需要量略少的适当溶剂,加热至沸腾。若未完全溶解,应沸腾一会儿再观察固体的溶解情况,若仍有固体或油状物,可分次加入少量溶剂,直至固体溶解。但也应防止加入过量的溶剂,因可能是一些不溶性杂质。溶剂的用量对重结晶的回收率和产品质量有较大的影响。从减少溶解损失角度来讲,溶剂要用的少些,但在热滤时,溶剂挥发,结晶将在滤纸中析出造成产品损失。从操作方便来讲,溶剂又必须过量些,但过多的溶剂,将造成晶体析出很少或根本不析出,致使产品回收率下降,所以必须从两个方面来权衡。一般常量操作时溶剂过量在 10 % 左右为宜。

3. 脱色

粗制的固体有机物若含有色杂质时,可用活性炭加以脱色。活性炭是一种多孔物质,有很大的表面积,具有较强的吸附能力,可以吸附色素和树脂状杂质。但用量不宜过多,因为它即可吸附杂质,也可吸附产品,一般是粗制品中的 2 % ~ 5 %。活性炭不能在溶液正在或接近沸腾时加入,否则引起激烈的爆炸性的沸腾(暴沸)造成危险。

4. 热滤

为了尽量避免过滤过程中晶体的损失,应趁热过滤。所用仪器事先应进行预热,短颈漏斗可在气流烘干器、烘箱、热水中预热或采用热水漏斗;为了保证过滤速度快,通常采用折叠滤纸。折叠滤纸(又称菊花形滤纸或扇形滤纸)有较大的过滤面积,可以加速过滤,减少在过滤时析出结晶的机会。折叠滤纸的折叠方法(图 1 - 3 - 14):

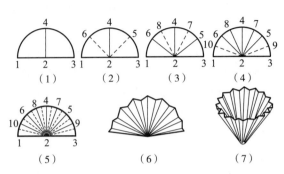

图 1-3-14 折叠滤纸的折叠方法

取圆形滤纸一张,先对折,形成折痕 1-3;再折成 1/4,形成折痕 2-4;然后把滤纸打开成半圆形,并把折痕 1-2、2-3 分别到折痕 2-4 处,形成折痕 2-5 和 2-6;再把折痕 1-2 折向 2-6,折痕 2-3 折向 2-5,形成折痕 2-7 和 2-8;然后把折痕 1-2 折向 2-5,折痕 2-3 折向 2-6,分别形成折痕 2-10 和 2-9;最后在 8 个等分的每一小格中间,以相反方向各折一折痕,由此即得折叠滤纸。折叠时要注意,滤纸中央圆心部位不要用力折,以免滤纸中心破裂而妨碍过滤。使用时把滤纸放入漏斗中,先用少量热溶剂湿润滤纸,将待过滤的溶液沿玻璃棒小心倒入漏斗中的折叠滤纸内。热过滤时动作要快,以免液体或仪器冷却后,晶体过早地在漏斗和滤纸上析出。

5. 结晶

将溶液在室温下或冷水中静置冷却,一般晶体可析出。若溶液已冷却而过饱和,结晶仍未析出,可用玻璃棒摩擦瓶壁以形成粗糙表面。溶质分子在粗糙表面上较光滑面上更易排列形成晶体,最好是投入一颗同一物质的晶体作为晶种,以供给晶核,使晶体迅速生成。若被纯化物质呈油状物析出,解决的办法是:将析出的油状物的溶液加热重新溶解,然后快速冷却,同时剧烈搅拌,使溶质在均匀分解的情况下迅速固化。

6. 抽气过滤

抽气过滤(又叫抽滤,吸滤或减压过滤)的目的是使析出的晶体从母液中分离出来。抽滤装置由抽滤瓶、布氏漏斗和水泵组成(图 1-3-15)。

布氏漏斗用橡皮塞固定在抽滤瓶上,布氏漏斗下端的缺口对着抽滤瓶的侧管,抽滤瓶和水泵之间用厚壁橡皮管连接,布氏漏斗中的滤纸直径要略小于布氏漏斗底板的内径,且须盖住所有的小孔。过滤前先用少量的溶剂润湿滤纸,然后开启水泵,使滤纸紧贴于底板上。然后将固体转移至漏斗中,待溶剂抽干后用干净的玻璃瓶塞在晶体上轻轻挤压,尽量除去母液。为了再除去晶体表面的母液,需用少量的溶剂洗涤晶体,洗涤方法是:先脱开抽滤瓶侧管的橡皮管(或松开布氏漏斗与抽滤瓶之间的橡皮塞),然后关闭水泵,将少量的溶剂均匀地洒在晶体上,使晶体刚好被溶剂盖住,再用玻棒小心搅动晶体(不要使滤纸松动),重新接好橡皮

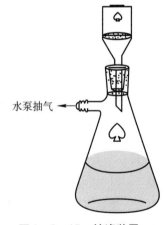

水泵抽气 ←

图 1-3-15 抽滤装置

管,开启水泵抽干溶剂,重复上述操作两次。在关闭水泵前要切记先使抽滤瓶通大气,以防止水泵中的水倒流。

(陈大茵)

第五节　洗涤和萃取

在有机化学实验中,萃取是从固体或者液体混合物中提纯或分离所需化合物的最常用方法。可以根据被萃取物质的状态,萃取可以分为两种:第一种是液－液萃取;第二种是液－固萃取。萃取的用途很多,当此操作用来提取混合物中所需成分,通常被称为萃取;当此操作用来洗去混合物中的少量杂质时,通常被称为洗涤。无论是"萃取"还是"洗涤",其实验原理是相同的。

液－液萃取一般在分液漏斗中进行,分液漏斗可以用来分离互不混溶的两种液体,也可以用来提取溶液中的化合物。还可以用分液漏斗洗涤混合溶液中的少量杂质。而从固体中萃取则用索氏(Soxhlet)提取器(图1－3－16)。

常用的分液漏斗有三种,分别为圆球形、圆筒形和梨形分液漏斗(图1－3－17),其规格分别有50 mL、100 mL、150 mL、250 mL等。

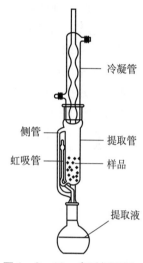

图1－3－16　索氏提取器

冷凝管
侧管
虹吸管
提取管
样品
提取液

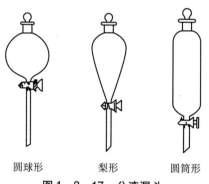

圆球形　　梨形　　圆筒形
图1－3－17　分液漏斗

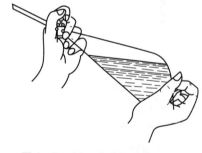

图1－3－18　分液漏斗操作姿势

一般需被提取的有机化合物易溶于有机溶剂而难溶于水溶液,因此根据此原理,水溶液中的有机化合物可以被合适的有机溶剂萃取出来。作为萃取用的溶剂必须符合以下条件:① 溶剂与水和被提液均不发生反应;② 杂质在该溶剂中溶解度很小;③ 具有适宜的比重和沸点;④ 溶剂性质稳定并且其毒性小。比较常用的溶剂有乙醚、石油醚、二氯甲烷、氯仿和苯等。

萃取的基本原理是能斯特分配定律(Nernst's partition law),利用被分离物质在互不相溶的两相中的溶解度或者分配系数(K)的不同,使被分离物从一相转移至另一相中,从而达到分离的效果。分配系数和1相差越大时,萃取就越容易,萃取效果就越好。当物质的分配系数 K 小于100,一次萃取效果不佳,必须用新鲜溶剂萃取多次。

$$K = C_A / C_B$$

式中:K 为分配系数;C_A 为有机物在液相 A 中的浓度;C_B 为有机物在液相 B 中的浓度。

例如:有 6 g 物质(M)溶解在 100 mL 水中,用 50 mL 乙醚提取该水溶液中的 M,已知其分配系数 $K = 3$。

若用 50 mL 乙醚萃取一次,设 W 为物质 M 萃取平衡时溶解在乙醚中的质量,则($W/50$)/[$(6 - W)/100$] $= 3$;$W = 3.6$ g

如果把 50 mL 乙醚分两次去萃取,同样可以计算出两次萃取的总和:

第一次萃取($W_1/25$)/[$(6 - W_1)/100$] $= 3$ $W_1 = 2.57$ g

第二次萃取($W_2/25$)/[$(6 - W_1 - W_2)/100$] $= 3$ $W_2 = 1.47$ g

W_1、W_2 分别为两次萃取的质量,$W_总 = W_1 + W_2 = 2.57$ g $+ 1.47$ g $= 4.04$ g

由上述计算可看出一定量的溶剂作一次萃取不如分多次萃取效率高,说明萃取时"少量多次"操作具有节省溶剂,提取效率高等优点。

(赵云洁)

第六节 回 流

在室温下进行化学反应时,有些反应速度很慢或难以进行,为了加快化学反应,或者进行重结晶纯化有机化合物时,用易挥发有机溶剂溶解化合物时,为了不使溶剂挥发太快而损失,常常需要使反应物较长时间保持沸腾。为防止在沸腾状态下反应瓶中的物质逃逸损失,就需要使用回流冷凝装置,使蒸气不断地在冷凝管内冷凝而返回反应器中。

最简单的回流装置是将反应物质放在圆底烧瓶中,上面加冷凝管,用适当方法加热。一般回流时多选用球形冷凝管(图 1-3-19a),若反应混合物沸点很低或其中有毒性大的原料或溶剂时,可选用蛇形冷凝管(见图 1-3-19b)。

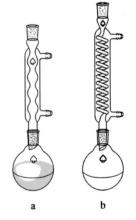

a   b

图 1-3-19 简单
回流装置

加热前应先在圆底烧瓶内放入沸石,自下至上向直立的冷凝管夹套中通入冷水,使水充满夹套,水流速度不必很快,能保持蒸气充分冷凝即可,避免浪费资源。然后根据瓶内液体的沸点,可选用水浴、油浴、空气浴等加热方式。通过控制加热的强度和冷却水的流速来控制回流速率,一般来说应控制在液体蒸气浸润不超过两个球为宜,最高不要超过冷凝管的 1/3。

如果空气中的水蒸气的存在会影响反应的正常进行(如使用格氏试剂、无水三氯化铝来制备化合物的实验),可在球形冷凝管上口安装干燥管,防止空气中湿气侵入(见图 1-3-20)。干燥管内填装干燥剂方法:先取小块脱脂棉塞入干燥管,然后填装颗粒状的干燥剂,最后再塞入一块脱脂棉,防止干燥剂从两端露出。

填装干燥剂时需要注意:脱脂棉不要塞得太多太紧,干燥剂的颗粒不要太细,以免堵塞干燥管,形成密闭体系。干燥剂的颗粒也不要太大,比表面积过小,降低吸收水蒸气的能力。

如果反应中会放出有害气体(如氯化氢、溴化氢、二氧化硫等气体),可连接气体吸收装置(图1-3-21)。在使用气体吸收装置时,一定要注意防止倒吸,漏斗应略微倾斜使漏斗口一半在水中,一半在水面上。

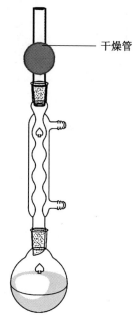

图1-3-20 无水回流装置

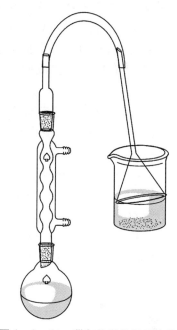

图1-3-21 带气体吸收的回流装置

有些反应比较剧烈,如一次性加入所有反应物,会迅速放出大量热量或气体,使反应失去控制,发生危险;有些反应的产物和反应物的用量有关联,为了控制反应的选择性,也需要将反应物分批次逐渐加入,在这些情况下,可采用滴加回流装置(图1-3-22)。滴加液体可以使用筒形滴液漏斗(图1-3-22a)或恒压滴液漏斗(图1-3-22b),使用前要先进行检漏,筒形滴液漏斗在滴加时要取下上面的塞子,恒压滴液漏斗通过侧管使反应容器和漏斗内部相通,气压一致,不会因为反应容器内气压高,液体滴加速度减慢、停止或发生倒冲;同时滴加时不用取下塞子,可以减少空气中的水和氧气对反应的影响。

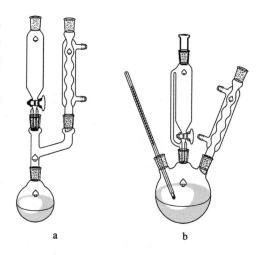

a   b

图1-3-22 滴加回流装置

在进行某些生成水的可逆反应时,为了使反应有利于向正向进行,可将水不断从反应混合物体系中除去,这时要用到的就是分水回流装置(图1-3-23)。在装置中,有一个分水器,回流下来的蒸气冷凝液进入分水器后分层,图1-3-23a适用于水层在下面,有机层在上面的情况,有机层液面到达支口后自动被送回烧瓶,当分出的水较多时可从分水器中放出去,也可以计量水的体积,达到理论值时即可停止反应;图1-3-23b适用于水层在上面,有机层在下面的情况,调节塞子旋开的程度可以使有机层缓慢流回烧瓶,而生成的水留在分水器中。

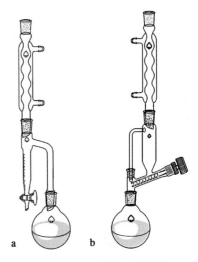

图1-3-23　分水回流装置

除此以外,还可以在装置中安装温度计以便于掌握反应温度;安装搅拌装置使反应物混合均匀;对氧比较敏感的反应可以连接惰性气体钢瓶或气袋来隔绝空气。

进行回流操作时,要注意以下几点:

① 注意各个接口之间的气密性,防止泄漏。

② 不能使整个装置密封,形成密闭体系。

③ 开始时,先给冷凝管通水再加热;停止时,先移走热源,后停冷凝水,再拆装置。

④ 加热强度要适当,回流要平稳。

(杨新宇)

第七节　常压蒸馏

蒸馏操作是常用的实验技术,一般应用于分离提纯液体物质、测定化合物的沸点、回收溶剂或浓缩溶液。

实验室中进行的蒸馏操作按操作压强分,主要有常压蒸馏和减压蒸馏两种。常压蒸馏即指在正常压力条件下进行的蒸馏操作。

常压蒸馏装置的安装:根据被蒸馏液体的体积选择合适的圆底烧瓶,一般被蒸馏液体的体积占烧瓶体积的1/3至2/3之间,并且放入少量沸石,以防止液体暴沸。把圆底烧瓶用铁夹垂直固定在热源上方的铁架上,装上蒸馏头、带套管的温度计,温度计水银球上端应与蒸馏头支管口下端位于同一水平线上。把橡皮管套上冷凝管,下端支管为进水口,上端支管是出水口,并由橡皮管连接引入下水道。把冷凝管用铁夹固定在另一铁架上,调整冷凝管位置使与蒸馏头的支管同轴,然后略松开冷凝管铁夹,把它沿此轴向上移动和蒸馏头支管相连。注意各铁夹不能夹得太紧或太松,以夹住后稍用力尚能转动为宜。然后再接上牛角管和三角烧瓶。安装的顺序一般先从热源开始,由下而上,并朝向水槽方向安装(方便接冷凝水)。整套装置要求不论从正面还是侧面看都在同一平面内。图1-3-24为安装好的常压蒸馏装置。

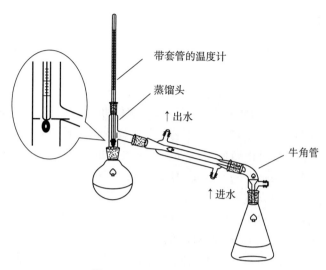

图 1 - 3 - 24　常压蒸馏装置

在常压蒸馏操作中,应当注意以下几点:

① 控制好加热温度。加热的温度不能过低,否则难以将被蒸馏物蒸馏出来,加热的温度也不能过高(特别是在蒸馏低沸点物质时),否则会导致容器中蒸气压局部过大,有可能发生事故。

② 蒸馏高沸点物质时,往往蒸气未到达蒸馏头的侧管处就已经被冷凝而滴回蒸馏瓶中。因此,应采取其他保温措施,保证蒸馏顺利进行。

③ 蒸馏之前,应先了解被蒸馏的物质及其中杂质的沸点和蒸气压信息,以决定何时(即在什么温度时)收集馏分。

④ 对于沸点较高、易热分解的液体,不能采用简单的常压蒸馏,可以考虑采用减压蒸馏方式。

(谢夏丰)

第八节　减 压 蒸 馏

某些沸点高的有机化合物在加热还没达到沸点时往往发生分解、氧化或聚合的现象,所以不能用常压蒸馏,使用减压蒸馏可避免这种现象的发生。

已知液体的沸点是指它的蒸气压等于外界大气压时的温度,所以液体沸腾的温度是随外界压力的降低而降低的。因而用真空泵连接盛有液体的容器,使液体表面上的压力降低,即可降低液体的沸点。这种在较低压力下进行蒸馏的操作称为减压蒸馏,减压蒸馏时物质的沸点与压力有关。

减压蒸馏是分离和提纯沸点较高和性质不稳定的液态有机化合物的常用方法。

一、减压蒸馏装置

常用的减压蒸馏系统可分为蒸馏、抽气以及保护和测压装置三部分。

1. 蒸馏部分

这一部分与普通蒸馏相似,也可分为三个组成部分。

① 减压蒸馏瓶(克氏蒸馏瓶)有两个颈,这种蒸馏瓶的主要优点是可以减少液体沸腾时由于暴沸而冲入蒸馏瓶支管的现象。瓶的一颈中插入温度计,另一颈中插入一根末端拉成毛细管的玻璃管,毛细管口距瓶底 1~2 mm。毛细管的上端套上一段橡皮管,用螺旋夹夹住橡皮管,用于调节进入瓶中的空气量,使极少量的空气进入液体,呈微小气泡冒出,作为液体沸腾的气化中心,使蒸馏平稳进行,又起搅拌作用。

② 冷凝管和普通蒸馏相同,都是使用直型冷凝管。

③ 接液管(尾接管)与普通蒸馏不同的是,接液管上具有可供接抽气部分的小支管。蒸馏时,若要收集不同的馏分而又不中断蒸馏,则可用两尾或多尾接液管。转动多尾接液管,就可使不同的馏分进入指定的接收器中。

2. 抽气部分

实验室常用的减压泵有水泵和油泵两种。

水泵(水循环泵):当不需要很低的压力时可用水泵,所能达到的最低压力为理论上相当于当时水温下的水蒸气压力。例如,水温在 25 ℃、20 ℃、10 ℃时,水蒸气压力分别为 3 200 Pa、2 400 Pa、1 203 Pa。

油泵:油泵的好坏决定于其机械结构和真空油的质量。好的油泵能抽至 133.3 Pa。油泵结构较精密,工作条件要求较严。如果蒸馏挥发性较大的有机溶剂时,有机溶剂会被油吸收,结果会增加蒸气压从而降低抽空效能;如果是酸性蒸汽,那就会腐蚀泵;如果是水蒸气,就会使油成乳浊液搞坏真空油。因此,使用时必须十分注意油泵的保护。

3. 保护和测压装置部分

为了保护油泵,必须在接收器与油泵之间装有吸收装置,即顺次安装冷却阱和几个吸收塔。冷却阱主要用来冷凝水蒸气和一些挥发性物质,冷却阱中冷却剂的选择随需要而定。吸收塔(干燥塔)通常设三个:第一个装无水 $CaCl_2$ 或硅胶,用来吸收残余水蒸气;第二个装粒状 NaOH,用来吸收酸性气体;第三个装切片石蜡,吸收烃类气体。如果蒸汽中含有碱性蒸汽,则要增加碱性蒸汽吸收塔。

实验室通常用水银测压计来测量减压系统的压力。水银测压计又分开口式和封闭式两种。

二、减压蒸馏操作

如图 1-3-25 把仪器安装完毕后,检查系统的气密性。先旋紧橡皮管上的螺旋夹,打开安全瓶上的二通活塞,然后开泵抽气,逐渐关闭二通活塞,系统压力达到所需真空度且保持不变,说明系统密闭。若压力有变化,说明漏气,分别检查各接口,必要时加涂少量真空脂密封。

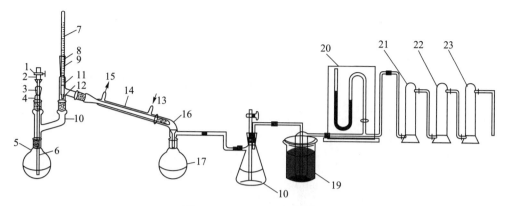

图 1-3-25 减压蒸馏装置

1. 旋夹　2. 乳胶管　3. 单孔塞　4. 套管　5. 圆底烧瓶　6. 毛细管　7. 温度计　8. 单孔塞　9. 套管　10. Y形管　11. 蒸馏头　12. 水银球　13. 进水　14. 直型冷凝管　15. 出水　16. 真空接引管　17. 接收瓶　18. 安全瓶　19. 冷却阱　20. 压力计　21. CaO₂塔　22. NaOH塔　23. 石蜡块塔

加入需蒸馏的液体于减压蒸馏瓶中,不得超过容积的1/2。关闭安全瓶上的活塞,开泵抽气,调节毛细管导入空气量,以能冒出一连串小气泡为宜。

当系统达到所需压力且稳定后,开启冷凝水,开始加热,热浴的温度一般较液体的沸点高出20~30 ℃左右,控制馏出速度为1~2滴/s。

蒸馏完毕后,撤去热源,并缓慢打开安全瓶上的活塞,平衡系统内外压力,使测压计的水银柱缓慢地回复原状,然后关闭抽气泵。

三、减压蒸馏注意事项

① 被蒸馏液体中若含有低沸点物质时,通常先进行常压蒸馏,再进行水泵减压蒸馏,而油泵减压蒸馏应在水泵减压蒸馏后进行。

② 在减压过程中应注意观察瓶内的鼓泡情况,如发现鼓泡太剧烈,有冲料危险,立即将二通活塞旋开些。

③ 在系统充分抽空后通冷凝水,再加热,一旦减压蒸馏开始,就应密切注意蒸馏情况,调整体系内压,经常记录压力和相应的沸点值,根据要求收集不同馏分。

④ 蒸馏完毕,移去热源,慢慢旋开螺旋夹(防止倒吸),并慢慢打开二通活塞,平衡内外压力,使测压计的水银柱慢慢地回复原状(若打开得太快,水银柱很快上升,有冲破测压计的可能),然后关闭油泵和冷却水。

(蔡文选)

>>> 第二篇

... 实验方法篇

实验一
乙酸电离常数的测定

一、实验目的

1. 掌握弱电解质电离常数的测定方法。
2. 了解电位法测定溶液 pH 的原理,学习使用酸度计。
3. 练习移液管、吸量管的操作。

二、背景介绍

在 Arrhenius 发现了电离现象后不久,Ostwald 于 1888 年使用电导率法第一次测量了电离平衡常数。直到 1932 年之前,电导率法一直是测定电离常数的最常用的方法。1932 年,Harned 和 Ehler 用实验证明了电势法可以得出和电导率法一样精确的结果,由于电势法快速简便且计算量小,所以很快取代了电导率法。随着科技的不断进步,测量的技术手段也在不断提高。除了电导率法和电位法之外,酸碱电离常数测定的常用实验方法还有紫外 – 可见分光光度法、毛细管电泳法和核磁共振法等。每种方法都有各自的特点、适用范围和误差来源。

三、实验原理

乙酸是一元弱酸,在溶液中存在以下电离平衡:

$$HAc \rightleftharpoons H^+ + Ac^-$$

其电离常数的表达式为:

$$K_{HAc} = \frac{[H^+][Ac^-]}{[HAc]} = \frac{[H^+]^2}{[HAc]}$$

若以 c 表示 HAc 的起始浓度,当电离度 $a < 5\%$ 时,有:

$$K_{HAc} \approx \frac{[H^+]^2}{c}; \quad a = \frac{[H^+]}{c} \times 100\%$$

此时测出已知浓度的乙酸溶液的 pH,即可计算出乙酸的电离常数和电离度。

四、仪器与试剂

PHS – 3C 型 pH 计,移液管(25 mL),吸量管(10 mL、5 mL),50 mL 容量瓶,$0.2 \text{ mol} \cdot L^{-1}$ HAc,蒸馏水。

五、实验步骤

1. 配制不同浓度的 HAc 溶液
用移液管或吸量管分别量取 $0.2 \text{ mol} \cdot L^{-1}$ HAc 溶液(用 NaOH 标定出其准确浓度)

25.00、10.00、5.00、2.50 mL 于四个 50 mL 容量瓶中,加入蒸馏水稀释至刻度,摇匀。

2. 测定 HAc 溶液的 pH

将上述配得的四种不同浓度的乙酸溶液分别转入四只洁净、干燥的小烧杯中,按照由稀到浓的顺序用 pH 计测定它们的 pH,记录室温并将测得数据填入表 2 – 1 – 1。

3. 数据处理

由测定值分别计算 HAc 溶液的 $[H^+]$、a 和 K_a,将实验结果填入表 2 – 1 – 1。

表 2 – 1 – 1 乙酸的电离度和电离常数(实验温度____K)

编号	c	pH	$[H^+]$	a	Ka
1					
2					
3					
4					

实验平均值:$K_a =$ 　　　　　　　相对误差 $= \dfrac{K_a - K_{a理}}{K_{a理}} \times 100\% =$

六、操作要点

1. 测定 HAc 溶液的 pH 时要按溶液从稀到浓的次序进行。每次换测量液时都必须清洗电极并吸干,保证浓度不变,减小误差。

2. 装溶液的烧杯必须干燥或者用待测液润洗 3 次。

3. 玻璃膜球是复合电极的关键部位,易碎,使用过程中应注意保护。

七、思考题

1. 若所用 HAc 溶液极稀,还可以应用 $K_a = \dfrac{[H^+]^2}{c}$ 求电离常数吗? 为什么?

2. 不同浓度的乙酸溶液的解离度是否相同? 电离常数是否相同?

3. 用 pH 计测定不同浓度 HAc 溶液的 pH 时,为什么要按由稀到浓的顺序进行?

八、参考文献

林德昌. 无机化学实验[M]. 上海:第二军医大学,2000.

(蔡文选)

实验二

葡萄糖酸锌的制备

一、实验目的

1. 了解 Zn 的生物意义和葡萄糖酸锌的制备方法。
2. 熟练掌握蒸发、减压过滤和重结晶等操作。

二、背景介绍

Zn 是人体必需的微量元素之一,存在于众多的酶系中,如呼吸酶、乳酸脱氢酶、碳酸脱氢酶、DNA 聚合酶、RNA 聚合酶和羧肽酶等。Zn 对生长发育、免疫功能、物质代谢和生殖功能等均有重要作用,被誉为"生命之花"。缺 Zn 会导致皮肤炎、味觉及嗅觉异常、胃肠道疾患、免疫功能减退、生长与智力发育低于正常。补充 Zn 可降低糖尿病与心脏病发病率,增强创伤组织的再生能力,改善食欲和消化功能,强化免疫系统等。但体内 Zn 过量时可抑制 Fe 的利用,易发生顽固性贫血等一些疾病。

Zn 的治疗性用药过去常用 $ZnSO_4$ 和醋酸锌等。但口服 $ZnSO_4$ 后由于在胃液中 HCl 的作用下产生的 $ZnCl_2$ 是具有毒性的强腐蚀剂,可致胃黏膜损伤,故 $ZnSO_4$ 需在饭后服用,吸收效果受到影响。现在多采用葡萄糖酸锌为补锌药,具有见效快、吸收率高、副作用小等优点。主要用于儿童、老年人、妊娠妇女因缺 Zn 引起的生长发育迟缓、营养不良、厌食症、复发性口腔溃疡和皮肤痤疮等症状。

三、实验原理

葡萄糖酸锌由葡萄糖酸直接与 Zn 的氧化物或盐反应制得。本实验采用葡萄糖酸钙与等摩尔的 $ZnSO_4$ 反应,生成葡萄糖酸锌和 $CaSO_4$ 的沉淀。

$$Ca(C_6H_{11}O_7)_2 + ZnSO_4 = Zn(C_6H_{11}O_7)_2 + CaSO_4 \downarrow$$

分离 $CaSO_4$ 沉淀后,溶液经浓缩可得无色或白色葡萄糖酸锌结晶。葡萄糖酸锌无味,易溶于水,极难溶于乙醇。

四、仪器与试剂

抽滤装置,蒸发皿,量筒,烧杯,温度计,电炉,葡萄糖酸钙,$ZnSO_4 \cdot 7H_2O$,95 % 乙醇。

五、实验步骤

1. 粗品制备

量取 80 mL 蒸馏水于烧杯中,加热至 80 ~ 90 ℃,加入 13.4 g $ZnSO_4 \cdot 7H_2O$,搅拌使其溶解。然后将烧杯放置在 90 ℃恒温水浴中,不断搅拌下逐渐加入 20 g 葡萄糖酸钙,保持恒温 20 min。

趁热抽滤,滤液移至蒸发皿中,水蒸汽浴加热浓缩至黏稠状,冷至室温后加入 95 % 乙醇 20 mL,并不断搅拌,此时有大量的胶状葡萄糖酸锌析出,静置后用倾泻法去除乙醇液。然后往胶状沉淀中再加 95 % 乙醇 20 mL,用玻璃棒充分搅拌,沉淀慢慢转变成晶体状,抽滤得粗产品,称重并计算粗产率。

2. 重结晶

粗品加水 20 mL,90 ℃ 水浴加热溶解,趁热抽滤。滤液冷至室温后,加 20 mL 95 % 乙醇,搅拌均匀,结晶析出后抽滤,于 50 ℃ 烘干,称量精制后的产品质量并计算产率。

六、操作要点

1. 反应需要在 90 ℃ 水浴中进行。如反应温度太高,葡萄糖酸锌会分解;而温度太低,葡萄糖酸锌溶解度会下降。

2. 乙醇液要全部回收。

七、思考题

1. 在沉淀与结晶葡萄糖酸锌时,都加入 95 % 乙醇,其作用是什么?

2. 如果选用葡萄糖酸为原料与以下四种含锌化合物反应,应选择哪种? 为什么?

A. ZnO　B. $ZnCl_2$　C. $ZnCO_3$　D. $Zn(CH_3COO)_2$

八、参考文献

曹凤歧. 无机化学实验与指导[M]. 2 版. 北京:中国医药科技出版社,2006.

(蔡文选)

实验三

凝固点降低法测定葡萄糖的摩尔质量

一、实验目的

1. 掌握凝固点降低法测定溶质摩尔质量的原理及方法。
2. 熟悉移液管和电子天平的使用。

二、背景介绍

难挥发非电解质稀溶液依数性包括：溶液的蒸气压下降、沸点升高、凝固点下降和渗透压，而稀溶液依数性的应用之一是测定溶质的摩尔质量。理论上这四个性质都可用于溶质的摩尔质量的测定，但蒸气压下降法对仪器要求较高；沸点升高法在实验过程中由于易引起溶剂的挥发和溶质的分解或变性，且相对于凝固点降低法测量误差较大，所以一般不用以上两个方法测定溶质的摩尔质量。凝固点降低法适用于小分子物质的摩尔质量的测定，渗透压法适用于高分子物质的摩尔质量的测定。

三、实验原理

难挥发非电解质稀溶液的凝固点降低值与溶质 B 的质量摩尔浓度成正比：

$$\Delta T_f = T_f^* - T_f = K_f b_B = \frac{K_f m_B}{M_B m_A} \qquad \text{式}(2-3-1)$$

可得：

$$M_B = \frac{K_f m_B}{\Delta T_f m_A} \qquad \text{式}(2-3-2)$$

式中：ΔT_f 为稀溶液的凝固点降低值；T_f^* 为纯溶剂的凝固点；T_f 为溶液的凝固点；K_f 为溶剂的凝固点降低常数；b_B 为溶质 B 的质量摩尔浓度；m_A 为溶剂 A 的质量；m_B 为溶质 B 的质量；M_B 为溶质 B 的摩尔质量。

若已知溶剂的 K_f，通过实验测得 ΔT_f，利用式（2-3-2）可求得溶质 B 的摩尔质量。

纯溶剂或溶液凝固点的测定是将纯溶剂或已知浓度的溶液逐步冷却成过冷溶液，然后促使其结晶；当晶体生成时，放出的凝固热使体系温度回升，当放热与散热达成平衡时，此时溶液的温度即为它的凝固点。

纯溶剂的凝固点在凝固之前温度将随时间均匀下降，达到凝固点时，晶体析出，放出热量，补偿了对环境的热散失，因而温度保持恒定，直到全部凝固，温度再继续均匀下降（图 2-3-1a）。

实际上纯溶剂凝固时，往往发生过冷现象，即液体的温度要降到凝固点以下才析出晶体，当晶体生成时，放出的热使系统温度保持相对恒定，直到全部液体凝固后温度才会下降。此相对恒定温度即为纯溶剂的凝固点（T_f^*）（图 2-3-1b）。

溶液的冷却曲线与纯溶剂的不同。溶液冷却时,通常是溶剂先逐渐结晶析出,溶液的浓度逐渐增大,溶液的凝固点逐渐下降,此时冷却曲线得不到温度不变的水平段,可将溶液温度回升的最高温度看做是溶液的凝固点(T_f)(如图 2 - 3 - 1c)。

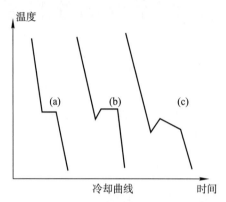

图 2 - 3 - 1　溶剂与溶液的冷却曲线

四、仪器与试剂

电子天平,温度计(- 2 ~ 100 ℃,0.1 ℃分度),移液管(25 mL),洗耳球,烧杯,大试管,铁架台,角匙,金属丝搅拌棒,单孔软木塞,葡萄糖,粗食盐,冰。

五、实验步骤

1. 安装仪器

用电子天平准确称量 1.3 g ~ 1.4 g 葡萄糖(准确至 0.001 g),倒入干燥大试管中。准确量取 25.00 mL 蒸馏水,移入装有葡萄糖的大试管中。用带有温度计和金属丝搅拌棒的软木塞将大试管口塞好,上下移动金属丝搅拌棒,待葡萄糖全部溶解后,调节温度计的高度,使水银球全部浸入葡萄糖溶液中。在大烧杯中装入约 1/2 体积的冰块和 1/4 体积的水,再加入 4 勺粗食盐,作为冰盐浴。

2. 溶液凝固点的测量

将大试管放入冰水浴中,确保溶液的液面低于冰水浴的液面。装置图如图 2 - 3 - 2 所示。

上下缓慢移动金属丝搅拌棒,使溶液慢慢冷却,注意观察温度计读数。待有固体开始析出时,停止搅拌,记录温度回升时所达到的最高温度。取出大试管,用手温热,使管中的冰完全融化后再重复测量一次。两次测量值之差不能超过 0.05 ℃。

3. 溶剂凝固点的测量

洗净大试管、温度计和金属丝搅拌棒,倒入约 20 mL 蒸馏水,用上述方法测量溶剂的凝固点。重复测量两次,两次测量值之差不超过 0.05 ℃。

4. 数据处理

求出两次实验测量值的平均值,利用式(2 - 3 - 2)计算出葡萄糖的摩尔质量。

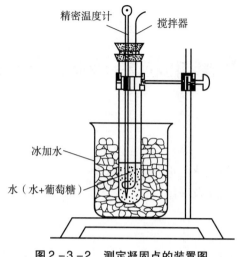

精密温度计
搅拌器
冰加水
水（水+葡萄糖）

图 2 - 3 - 2　测定凝固点的装置图

六、操作要点

1. 必须要确保葡萄糖全部溶解后才能测定溶液的凝固点。

2. 如果出现过冷现象,可以通过快速上下移动搅拌棒的方法使固体析出。

3. 温度计的读数只能由同一人记录。

4. 实验过程中如果大试管打破,已测数据可以保留使用。但如果温度计打破,已测数据无法使用,必须重新测定。

七、思考题

1. 尿液、血清等生物样品,是否可通过测量其溶液的凝固点降低值计算其渗透压力?

2. 利用凝固点降低法可测定哪类物质的摩尔质量?

3. 能否通过测量临床上常用的等渗溶液的凝固点降低值,以确定该溶液是否为等渗溶液? 以水为溶剂时,临床上常用的等渗溶液的凝固点降低值应是多少?

八、参考文献

朱玲,徐春祥. 无机化学实验[M]. 北京:高等教育出版社,2005.

（蔡文选）

实验四

对氨基水杨酸钠水溶液稳定性实验

一、实验目的

1. 加强学生对防止药物氧化的重要性的认识。
2. 熟悉分光光度计的操作及应用。

二、背景介绍

对氨基水杨酸钠(sodium p-aminosalicylate,简称 PAS-Na)为白色或银灰色结晶性粉末,熔点 142~145 ℃。难溶于水及氯仿,溶于乙醇及乙醚,几乎不溶于苯。PAS-Na 只对结核分支杆菌有抑菌作用,通过对叶酸合成的竞争性抑制作用而抑制结核分枝杆菌的生长繁殖。本品为对氨基苯甲酸(PABA)的同类物,用于治疗各种结核病,尤适用于肠结核、骨结核及渗出性肺结核的治疗。

三、实验原理

对氨基水杨酸钠盐水溶液很不稳定,易被氧化,遇光和热颜色渐渐变深,在 Cu^{2+} 存在下,加速氧化。如有抗氧剂或金属络合物存在,可有效地防止氧化。用分光光度计在 440 nm 处测定透光率(T)可看出其变化程度。

氧化反应过程如下:

四、仪器与试剂

20 mL 试管,蒸馏水,水浴锅,722 型分光光度计,量筒(10 mL、50 mL、100 mL),10 mL 移液管,滴管,H_2O_2(取 10 mL 加水配成 50 mL),0.025 % 对氨基水杨酸钠,$Na_2S_2O_5$(称量 10 g 加水配成 30 mL),Cu^{2+} 试液(称量 2 mg 加水配成 10 mL),EDTA 试液(称量 10 mg 加水配成 10 mL)。

五、实验步骤

1. 取试管 5 支,编号,各加入 0.025 % PAS – Na 溶液 10 mL。

2. 在各试管(1 号除外)中,分别加入 H_2O_2 12 滴。

3. 第 3 号试管加入 $Na_2S_2O_5$ 试液 20 滴。

4. 第 4、5 号试管分别加入 Cu^{2+} 试液 6 滴。

5. 第 5 号试管加入 EDTA 试液 20 滴。

6. 各试管用蒸馏水稀释至一致刻度。

7. 所有试管同时置入 80 ~ 90 ℃水浴中,记录置入时间,维持此温度,30 min 后取样,放置至室温,用 722 型分光光度计在 440 nm 处测定各样品的透光率。

六、操作要点

1. 每次测定的温度都要冷却至室温,否则会产生较大误差。

2. 分光光度计连续使用时间不宜太长,以免光电管疲劳。

七、思考题

1. 药物被氧化着色与哪些因素有关? 如何采取措施防止药物氧化?

2. PAS-Na 氧化后生成何物? 写出反应式。

八、参考文献

李正化. 药物化学[M]. 北京:人民卫生出版社,1987.

（孙　东）

实验五

磺胺嘧啶锌和磺胺嘧啶银的合成

一、实验目的

1. 了解拼合原理在药物结构修饰中的应用。
2. 熟悉磺胺嘧啶锌和磺胺嘧啶银的合成。

二、背景介绍

磺胺嘧啶银(sulfadiazine-Ag,SD-Ag),化学名为 2 -(对 - 氨基苯磺酰氨基)嘧啶银,别名烧伤宁或烧烫宁,化学式为 $C_{10}H_9AgN_4O_2S$,为白色或类白色的结晶性粉末,遇光或遇热易变质。在水、醇、氯仿或乙醚中均不溶。磺胺嘧啶银是用于治疗烧伤创面感染的磺胺药,抗菌谱广,对多数革兰阳性菌和阴性菌有良好的抗菌活性,对铜绿假单胞菌有强的抑制作用,抗菌作用不受脓液中 PABA(对氨基苯甲酸)的影响;抗铜绿假单胞菌作用显著强于磺胺米隆。其特点是保持了磺胺嘧啶与 $AgNO_3$ 两者的抗菌作用。除用于治疗烧伤创面感染和控制感染外,还可使创面干燥,结痂,促进愈合。

但磺胺嘧啶银成本较高,且易氧化变质,故制成磺胺嘧啶锌以代替磺胺嘧啶银。磺胺嘧啶锌(sulfadiazine-Zn,SD-Zn),化学名为 2 -(对 - 氨基苯磺酰氨基)嘧啶锌,为白色或类白色粉末,在水、醇、氯仿或乙醚中均不溶。磺胺嘧啶锌具有磺胺嘧啶和锌两者的作用,抗菌能力与磺胺嘧啶银类似,其中锌因能破坏细菌的 DNA 结构,亦具有抑菌作用。烧伤患者体内锌大量丧失,使用该品可补偿损失,并增强机体抵抗感染和创面愈合能力。这两种磺胺嘧啶化合物的化学结构式分别为:

磺胺嘧啶银   **磺胺嘧啶锌**

三、实验原理

用磺胺嘧啶与 $AgNO_3$ 反应可制备磺胺嘧啶银,但此法在反应过程中产生 HNO_3,易使苯环上的氨基被氧化而生成带色素的杂质,使制得的产品呈黄色,影响药品的质量。为解决这一问题,可用氨水中和生成的 HNO_3,使 pH 维持在 6.5 左右,这样可避免氧化副反应的产生,使所得磺胺嘧啶银为白色,质量大为提高。

合成路线如下：

四、仪器与试剂

搅拌器，减压过滤装置，量筒（50 mL、100 mL），烧杯（50 mL、100 mL、200 mL），天平，称量纸，滴管，磺胺嘧啶，10 % 氨水，$AgNO_3$，氨水，$ZnSO_4$，0.1 $mol \cdot L^{-1} BaCl_2$ 溶液。

五、实验步骤

1. 磺胺嘧啶银的制备

取磺胺嘧啶 5 g，置 50 mL 烧杯中，加 10 % 氨水 20 mL 溶解。再称取 $AgNO_3$ 3.4 g 置 50 mL 烧杯中，加 10 mL 氨水溶解，搅拌下，将 $AgNO_3$ – 氨水溶液倾入磺胺嘧啶 – 氨水溶液中，片刻析出白色沉淀，抽滤，用蒸馏水洗至无 Ag^+ 反应，得本品。干燥结晶，计算回收率。

2. 磺胺嘧啶锌的合成

取磺胺嘧啶 5 g，置 100 mL 烧杯中，加入稀氨水（4 mL 浓氨水加 25 mL 水）。如有不溶的磺胺嘧啶，再补加少量浓氨水（约 1 mL），使磺胺嘧啶全溶。另称取 $ZnSO_4$ 3 g，溶于 25 mL 水中，在搅拌下倾入上述磺胺嘧啶氨水溶液中，搅拌片刻析出沉淀，继续搅拌 5 min，过滤，用蒸馏水洗至无 SO_4^{2-} 反应（用 0.1 $mol \cdot L^{-1} BaCl_2$ 溶液检查）干燥称重。计算回收率。

六、操作要点

1. 合成时，所有仪器均需用蒸馏水洗净。
2. 全部溶解后再反应。

七、思考题

1. SD-Ag 及 SD-Zn 的合成为什么都要先做成铵盐？
2. 比较 SD-Ag 及 SD-Zn 在合成及临床应用方面的优缺点。

八、参考文献

刘立群. 有机理论与药物分析［M］. 北京：人民卫生出版社，1984.

（孙　东）

实验六
熔点测定操作练习

一、实验目的

1. 了解熔点测定的基本原理和意义。
2. 掌握测定易粉碎固体熔点的基本方法。

二、背景介绍

熔点是物质的一项物理常数,测定熔点,可以鉴别或检查药品的纯杂程度。根据被测物质的不同性质,在《中国药典》2010 年版二部附录 VIC"熔点测得法"项下有三种不同的测定方法,分别用于测定易粉碎的固体药品、不易粉碎的固体药品和凡士林及其类似物质。其中以易粉碎的固体样品最为常见,在此类样品的测定中,又因熔融时是否同时伴有分解现象,而规定有不同的升温速度和观测方法。由于因测定方法、受热条件和判断标准的不同,常导致测得的结果有明显的差异,因此在测定时,必须严格遵照规定的操作条件和判定标准进行测定,才能获得准确的结果。

三、实验原理

熔点是指物质在大气压力下固态与液态蒸气压相同,处于平衡时的温度。易粉碎固态物质熔点的测定通常是将固态物质加热到一定温度,固态就开始转变为液态,测定此时的温度就是该物质的熔点。

纯净的固体有机物,一般有固定的熔点,而且熔点范围(又称熔程或熔距)很小,一般为 0.5 ℃ ~1 ℃。熔点范围是指由始熔至全熔的温度间隔。若含有杂质,熔点就会下降(可以用依数性来解释),且熔点范围就会增大。利用这一性质可判断物质的纯度和鉴别未知化合物。例如,实验中得到一个未知化合物,其熔点与某一已知化合物的熔点十分相近时,这时可以将未知化合物与已知化合物等量混合后测定其混合物熔点。如果混合物熔点发生变化,熔点范围大,则可判定它们不是同一物质。若熔点变化很小,且熔点范围不超过 1 ℃时,一般可认为两者是同一化合物。这种鉴定方法叫做混合熔点法。

有些易分解的化合物,虽然很纯净,但也没有固定的熔点,而且熔点范围也较大。这是因为它们受热后,在尚未转变为液态前就局部分解了,存在的分解产物相当于给样品掺入了杂质。这类物质分解的迟早与加热的速率有关,往往是加热慢,测得的熔点低;加热快,测得的熔点高。在测定熔点时,如果发现样品熔化过程中发生了分解,报告熔点时,应该说明,例如 232 ℃(分解)。

四、仪器与试剂

提勒(Thiele)熔点管,温度计(200 ℃),表面皿,玻璃管(0.5 cm×40 cm),酒精灯,铁架台,毛细管,橡皮圈,显微熔点仪,苯甲酸(A. R.),乙酰苯胺(A. R.),液体石蜡(热浴)。

五、实验步骤

1. 毛细管法测熔点

(1) 样品的装填　取待测样品少许于干净的表面皿上,研细成粉末(否则会使测定熔程增大),聚成小堆,选取直径约 1 mm,长 9~10 cm,一端熔封的毛细管,将毛细管的开口端插入样品粉末堆中多次,至管内样品的高度为 2~3 mm 为止。然后把毛细管开口端朝上,从大玻璃管中垂直滑落,重复操作,使样品粉末填入管底,夯实。填好的毛细管,应是样品柱均匀、紧密、表面光滑(这是确保实验准确度的关键步骤之一),否则会使导热不迅速,不均匀,测定结果有偏差。

(2) 实验装置的安装　把装填好的毛细管下端沾一点浴液润湿后黏附于温度计下端,上端用橡皮圈固定在温度计上,样品部位应在温度计水银球的中部(图2-6-1)。将提勒(Thiele)管(b形管)固定在铁架台上,装入热浴液(液体石蜡),使液面高度刚好满过提勒管上侧管。温度计水银球以恰好在提勒管的两侧管中部为宜,不与浴壁接触,样品柱应面对观察者(图2-6-2)。

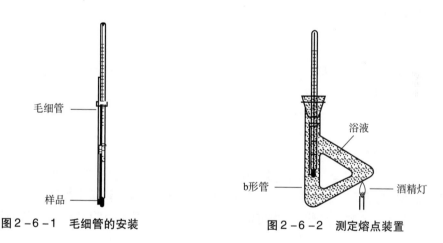

图2-6-1　毛细管的安装　　　　图2-6-2　测定熔点装置

(3) 加热操作与观测　安装好装置后,把灯焰置于 b 形管外端下方加热(图2-6-2),使浴液受热发生循环流动。首先粗测,以每分钟 5 ℃ 左右的速度升温,记录当管内样品开始有液相产生时(初熔)和样品刚好全部变成澄清液体时(全熔)的温度,此读数即为该化合物的熔程,初熔温度和全熔温度的平均值为熔点。待浴液的温度下降约 30 ℃ 时,换一根样品管,进行精确测定。精确测定时,开始升温可稍快,待浴液温度离粗测熔点约 15 ℃ 时,控制加热速度不超过每分钟 2 ℃ 为宜。当接近熔点时,升温要更慢,每分钟上升 0.2~0.3 ℃。

每个样品测 2~3 次,结果差别应在 1 ℃ 以内,再将各次所测熔点的平均值作为该样品的最终测定结果。重复测熔点时都必须用新的毛细管重新装样品。

（4）测定项目

① 测定苯甲酸的熔点(122 ℃)。

② 测定乙酰苯胺的熔点(114 ℃)。

③ 测定 50 % 苯甲酸和 50 % 乙酰苯胺混合样品的熔点。

2. 熔点测定仪法测熔点

按"第二章第二节中熔点仪的使用"所示方法操作。

六、操作要点

1. 样品一定要干燥,并研成细粉末,往毛细管内装样品时,一定要夯实,管外样品要用卫生纸擦干净,以免污染热浴液体。

2. 用橡皮圈将毛细管缚在温度计旁,橡皮圈应尽量套在靠近毛细管的开口端,切勿让其接触浴液面,如果发现装好样品的毛细管浸入浴液后,样品变黄或管底渗入液体,说明漏管,应弃去,另换一根毛细管。

3. 正确掌握升温速度是准确测定熔点的关键。升温速度不宜太快,特别是当温度将要接近熔点时,升温速度更不能快。

4. 对初学者,初熔较难判断。样品开始萎缩(或蹋落)并非熔化开始的信号,实际的熔化开始于看到第一滴液体时,记下此时的温度。

5. 拆卸仪器时注意让仪器自然冷却后再拆卸。

七、思考题

1. 有位同学为了节约样品,用第一次测熔点时已熔化过、经冷却又凝固的样品进行第二次熔点测定,请问是否可以? 为什么?

2. 测定熔点时,造成误差的主要因素是哪几个?

八、参考文献

[1] 国家药典委员会．中国药典[M]．北京:中国医药科技出版社,2010.

[2] 李明,刘永军,王书文,等．有机化学实验[M]．北京:科学出版社,2010.

[3] 郭姣艳．药物熔点测定的影响因素分析[J]．食品药品监管,2011,20(22):7－8.

（孙　东）

实验七

旋光度测定操作练习

一、实验目的

1. 学习旋光仪的使用方法。
2. 根据测得的旋光度求葡萄糖含量。

二、背景介绍

某些有机化合物由于其分子空间结构的不对称,即手性,会表现出一定的光学特性。当一束平面偏振光通过含有某些光学活性物质的液体或溶液时,能使振动平面旋转一定的角度 α,使偏振光的振动平面向左或向右旋转,这个角度称为旋光度。旋光度有右旋、左旋之分,偏振光向右旋转(即顺时针方向)称为"右旋",用符号"+"表示;偏振光向左旋转(即逆时针方向)称为"左旋",用符号"−"表示。偏振光透过长 1 dm,且每 1 mL 中含有旋光性物质 1 g 的溶液,在一定波长与温度下,测得的旋光度称为该物质的比旋度 $[\alpha]_\lambda^t$。比旋度是具有旋光性物质的重要物理常数,可以用来区别药物或检查药物的纯杂程度,也可用来测定含量。

三、实验原理

物质的旋光度不仅与其化学结构有关,而且还和测定时溶液的浓度、光路长度以及测定时的温度和偏振光的波长有关。因此,旋光仪测定的旋光度 α 并非特征物理常数,同一化合物测得的旋光度具有不同数值。所以为了比较不同物质的旋光性能,通常用比旋光度 $[\alpha]_\lambda^t$ 来表示物质的旋光性。通常用钠光的 D 线波长,$\lambda = 589$ nm,温度 20 ℃ 或 25 ℃ 下进行测定。溶液的比旋光度与旋光度的关系为:

$$[\alpha]_\lambda^t = 100\alpha/(l \cdot c)$$

式中:$[\alpha]_\lambda^t$——旋光性物质在温度 t,光源的波长为 λ 时的旋光度,一般用钠光($\lambda = 589$ nm),用 $[\alpha]_D^t$ 表示;t 为测定时的温度;λ 为光源的波长;α 为旋光度(°);l 为旋光管的长度(dm);c 为质量浓度[100 mL 溶液中所含样品的质量,g]。

比旋光度是物质特性常数之一,测定旋光度,可以检验旋光性物质的纯度并测定物质含量。手性化合物的旋光度可用旋光仪来测定,实验室常用目测或自动旋光仪。从钠光源发出的光,通过一个固定的尼科尔棱镜—起偏镜变成平面偏振光。平面偏振光通过装有旋光性物质的盛液管时,偏振光的振动平面会向左或向右旋转一定角度。只有将检偏棱镜向左或向右旋转相同的角度才能使偏振光通过,然后到达目镜。向左或向右旋转的角度可以从旋光仪的刻度盘上读出或以数字形式显示,即为该物质的旋光度。

四、仪器与试剂

旋光仪,葡萄糖溶液(待测),蒸馏水。

五、实验步骤

1. 装待测溶液

测定管(旋光管)有 1 dm 和 2 dm 等规格。选取适当的测定管,蒸馏水洗净后用少量待测液润洗 2～3 次,然后注入待测液,应使液面在管口成一凸面,将玻璃盖沿着管口边缘平推盖好,注意勿使管内留有气泡,旋上螺帽至不漏液,螺帽不应旋得过紧,以免产生应力,影响读数。测定管中如果有气泡,应先将气泡浮在凸颈处。

2. 旋光仪零点的校正

打开仪器电源开关,这时钠光灯启亮,需经过 5～10 min 钠光灯预热,使之发光稳定。通光面两端的雾状水滴应使用软布擦干。将装有蒸馏水或其他空白溶剂的旋光管放入样品室中,盖上箱盖。按"清零"按钮。

3. 旋光度的测定

取出用于调零的测定管,将待测样品管放入样品室中,盖好箱盖。记录显示盘上所显示的读数,精确至小数点后两位,此读数即为该化合物的旋光度。重复 2～3 次,取平均值。

六、操作要点

1. 每次测量样品之前必须先经过零点校正。
2. 测定管在装入待测液前,必须先用蒸馏水清洗,然后用待测液润洗。
3. 测定管的长度有所不同,计算浓度时请认真核对。
4. 测定管中光路通过的部分不能有气泡。

七、思考题

1. 测定旋光性化合物的旋光度有何意义?
2. 旋光度 α 与比旋光度 $[\alpha]_\lambda^t$ 有何不同?

(卫　涛)

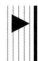

实验八

折射率测定操作练习

一、实验目的

1. 熟悉阿贝折射仪的构造及使用方法。
2. 掌握折射率的测定方法。

二、背景介绍

折射率(又称为折光率)是有机化合物的重要物理常数之一。它是液态化合物的纯度标志,也可以作为定性鉴定的手段。

阿贝折射仪是常用的测定仪器,它操作简便,易于掌握,多用于下述几方面:

① 测定所合成的已知化合物的折射率与文献对照,可作为测定有机化合物的纯度标准之一。

② 合成未知化合物,经过结构及化学分析确证后,测得的折射率可作为一个物理数据记载。

③ 由于测定折射率至万分之几是容易的,因此对于某特定物质是非常精确的物理常数,故可用于鉴定。

三、实验原理

阿贝折射仪(如图 2 – 8 – 1 所示)是常用的测定折射率的仪器,操作简便,易于掌握。折射率与多种因素有关,因此在测定折射率时必须注明所用的光线和温度。通常用 n_D^t 表示折射率。D 为以钠光灯的 D 线(589 nm)作光源。常用的折射仪虽然使用白光作为光源,但用棱镜系统加以补偿,实际测得的仍为钠光的 D 线的折射率。t 是测定折射率时的温度。

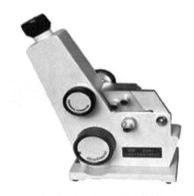

图 2 – 8 – 1 阿贝折射仪

一般情况下低于 20 ℃时,液体有机化合物的折射率会减少,为了便于计算,一般采用温度变化常数加以校正。在某一温度下测得的折射率可以换算到规定的温度。换算公式如下:

$$n_D^{20} = n_D^t + 4 \times 10^{-4}(t - 20)$$

n_D^{20} 为规定温度 20 ℃时的折射率;n_D^t 为实验温度下测得的折射率;t 为实验温度;4×10^{-4} 为温度变化常数。这是一个粗略计算,计算结果仍然存在误差。为了准确起见,通常情况下折射仪应配有恒温装置。

四、仪器与试剂

阿贝折射仪,擦镜纸,乙酸丁酯,丙酮。

五、实验步骤

1. 校准

仪器在测量前,先要进行校准。校准时用蒸馏水($n_D^{20}=1.3330$)或标准玻璃块进行(标准玻璃块标有折射率)。如刻度值不正确,可用螺丝刀旋转调节螺丝进行校正。

2. 加样

松开锁钮,开启辅助棱镜,使其磨砂的斜面处于水平位置,用滴管加2~3滴丙酮清洗镜面,用擦镜纸顺单一方向轻擦镜面(不可来回擦)。用干净的滴管滴加2~3滴的被测液体(乙酸丁酯)在折射棱镜表面,将进光棱镜盖上,用手轮锁紧,要求液层均匀,无气泡。

3. 对光

打开遮光板,合上反射镜,调节目镜,使十字线成像清晰。

4. 粗调

转动刻度调节手轮,使刻度盘标尺上的读数逐渐增大,直至观察到的视场中出现彩色光带或黑白临界线为止。

5. 消色散

转动消色散手轮,使视场内呈现一个清晰的明暗分界线。

6. 精调

转动刻度调节手轮,使明暗分界线正好处于十字交叉点上,若此时又呈现微色散,必须重新调消色散手轮,使分界线明暗清晰(调节过程中目镜中所呈现的图像变化如图2-8-2所示)。

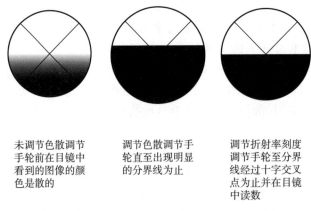

未调节色散调节手轮前在目镜中看到的图像的颜色是散的

调节色散调节手轮直至出现明显的分界线为止

调节折射率刻度调节手轮至分界线经过十字交叉点为止并在目镜中读数

图2-8-2 阿贝折射仪目镜呈现图像示意图

7. 读数

观察视场下方显示值的下排读数即为被测液体的折射率数值。常用的阿贝折射仪可读至小数点后的第四位,为了使读数准确,一般应将试样重复测量三次,每次相差不能超过

0.000 2,然后取平均值。

六、操作要点

1. 阿贝折射仪的棱镜质地较软,使用滴管加液时,不能让滴管底端触碰到棱镜面上,以免划伤。并合棱镜时应防止待测液层中存有气泡。

2. 实验前应首先用蒸馏水或标准玻璃块对阿贝折射仪的读数进行校正。

3. 实验后,应使用清洁液(如乙醚、乙醇、丙酮等易挥发的液体)擦洗棱镜并擦干,整理放妥。

七、思考题

1. 能否用阿贝折射仪来测量折射率大于折光棱镜折射率的液体?为什么?

2. 测定液体折射率的理论依据是什么?半影视场是怎样形成的?

（卫　涛）

实验九
重结晶操作练习

一、实验目的

1. 掌握重结晶的基本原理和选择溶剂的一般规律。
2. 练习溶解、脱色、减压过滤和结晶等基本操作。
3. 用重结晶法提纯苯甲酸。

二、背景介绍

从自然界或有机合成反应中分离得到的化合物往往是不纯净的,通常称之为粗产品。粗产品中常常混有一些杂质,如未发生反应的原料,催化剂以及副产物等,必须加以提纯。提纯固体有机物最常用的方法为重结晶。固体物质的溶解度往往随着温度的上升而增大,将固体有机物溶解在热的溶剂中制成饱和溶液,趁热过滤用以滤去不溶性杂质,滤液冷却后通过重新结晶析出纯净的固体化合物,滤出母液中的杂质后得到较纯净的固体物质,故称为重结晶。

三、实验原理

重结晶是利用溶剂对被提纯物质及杂质的溶解度存在差异,用适当的溶剂把含有杂质的固体物质溶解,配制成接近沸腾的饱和溶液,趁热滤去不溶性杂质,使滤液冷却析出结晶,收集晶体并干燥处理的一种联合操作过程。

重结晶的一般操作过程为:选择溶剂→制饱和溶液→趁热过滤(若溶液中含有色素,则应先脱色,再趁热过滤)→冷却结晶→减压过滤→洗涤干燥。粗制的固体有机物若含有色杂质,需用活性炭加以脱色。活性炭有很大的表面积,具有比较强的吸附能力,既可吸附杂质,亦可吸附产品。因此活性炭的用量应根据杂质的多少而定,一般为干燥粗产品质量的1 % ~5 %。为了加快过滤速度,通常使用短颈漏斗或热水漏斗,滤纸采用折叠式。折叠滤纸(又称菊花形滤纸或扇形滤纸)具有较大的过滤面积,可以加速过滤,减少过滤过程中析出晶体的机会。折叠滤纸的折叠方法见图1-3-14。冷却结晶时应将溶液在室温下静置,一般会有晶体析出。若溶液已冷却而过饱和,仍然未析出晶体,可用玻璃棒摩擦瓶壁,以形成粗糙表面,因为溶质分子在粗糙表面上比光滑面上更加容易排列成晶体。减压过滤(又叫抽气过滤、抽滤或吸滤)的目的是使析出的晶体从母液中分离出来。吸滤装置由布氏漏斗、抽滤瓶和水泵组成(如图2-9-1所示)。

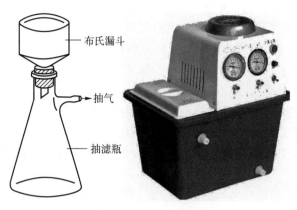

图2-9-1　吸滤装置

重结晶所用溶剂要求：

① 不与被提纯物质发生化学反应。

② 在较高温度条件下能溶解较多的被提纯物质,而在较低温度时只能溶解少量被提纯物质。

③ 对杂质具有较大的溶解度(使杂质残留在母液中而不随提纯物质的晶体一起析出)或较小的溶解度(在制成热的饱和溶液后,通过趁热过滤将其去除)。

④ 较易挥发,易与提纯物固体分离除去。

在几种溶剂同样适合时,则应视结晶的回收率,操作的难易、易燃性以及价格等进行选择。

四、仪器与试剂

抽气水泵,抽滤瓶,布氏漏斗,三角漏斗,电热套,温度计,玻璃棒,粗制苯甲酸,活性炭,蒸馏水。

五、实验步骤

称取2 g粗制苯甲酸置于250 mL烧杯中,加水100 mL,在电热套上小心加热至沸腾,待苯甲酸溶解后停止加热,让溶液稍微冷却后慢慢加入少量活性炭脱色。然后继续加热煮沸1~2 min,同时不断搅拌。停止加热并趁热过滤,方法为在一只热短颈三角漏斗(先用热水或热蒸汽预热)中放入折叠滤纸,漏斗下端接100 mL烧杯,并把此烧杯放入热水浴中过滤(注意小心操作,以免烧杯倒翻)。过滤完毕后将滤液静置冷却至室温(可将烧杯放入冷水中),即有片状或针状结晶析出。晶体完全析出后再进行减压过滤,最后将所得晶体置于表面皿上,放入干燥器内干燥(或蒸汽浴干燥),即得纯净的苯甲酸。将精制苯甲酸进行称重并计算回收率。

六、操作要点

1. 不能在溶液沸腾时加入活性炭,以防止飞溅。

2. 趁热过滤时速度要快,以防止提纯物质结晶析出降低产率。

3. 冷却应完全,要冷却至室温,以防止损失。

4. 干燥温度应低于熔点以下 20 ℃,以防止熔融。

七、思考题

1. 重结晶的原理是什么? 理想溶剂应具备那些性质?

2. 在重结晶实验过程中如何提高产品的产率?

3. 活性炭为何需在固体物质完全溶解后加入? 为何不能在溶液沸腾时加入?

八、参考文献

姜炜. 医用化学实验[M]. 北京:高等教育出版社,2006.

（卫　涛）

实验十

萃取操作练习

一、实验目的

1. 熟悉萃取的原理和方法。
2. 掌握分液漏斗的基本操作方法。

二、背景介绍

萃取又称提取,是分离和提纯化合物的一种常见的操作方法。应用萃取从固体或液体混合物中提取所需要的物质时,通常被称为"抽提"或"萃取",如果是用来除去混合物中的杂质,通常称为"洗涤"。萃取操作常用的仪器是分液漏斗,分液漏斗的使用是有机化学实验中重要的基本操作之一。

三、实验原理

萃取就是利用物质在互不相溶(或彼此微溶)的两种溶剂中溶解度不同或溶剂体积的不同,而在两溶剂间进行分配,从而达到分离、提取或纯化物质的一种手段。一般有机物易溶解在有机溶剂中,故常用难溶于水的有机溶剂从水溶液中萃取有机物。在一定温度下,此有机物在有机相和水相中分配,浓度之比为一定值,即"分配定律"。作为萃取用的溶剂必须符合下列要求:

① 与水和被提液都不反应;
② 对杂质很少溶解;
③ 有适宜的比重和沸点;
④ 性质稳定和毒性小。

萃取常用的溶剂有乙醚、石油醚、二氯甲烷、氯仿和苯等。

萃取通常分为两种:一种是液 – 液萃取,溶剂从液体混合物中分离物质,一般在分液漏斗中进行;另一种是液 – 固萃取,溶剂从固体混合物中分离物质,常采用第三章第六节中提及的索氏(Soxhlet)提取器(如图 1 – 3 – 16)。

溶解的物质在两个液相之间的分配比例取决于能斯特分配定律(Nernst's partition law),按该方程,一定温度下,物质溶解在互不相溶的两个液相 A 和 B 中并呈平衡状态时,其浓度之比为一定值 K(即分配系数)。但该方程只有在低浓度下以及溶解物质在两相中的缔合状态相同时才适用。当物质在萃取剂中比在另一相中易溶得多,分配系数和 1 相差很大时,物质萃取就很容易。但当物质的分配系数 K 小于 100,物质萃取就必须用新鲜溶剂萃取多次才能完成。

四、仪器与试剂

分液漏斗,小量筒,三角烧瓶,0.8％碘溶液,二氯甲烷。

五、实验步骤

本实验采用以下两种方法以二氯甲烷从0.8％碘水溶液中萃取碘:

1. 一次萃取

一次性用15 mL二氯甲烷萃取15 mL 0.8％碘溶液。

萃取时选择合适大小的分液漏斗,其体积应比萃取溶剂和被萃取溶液体积之和大1～2倍。在操作前,要检查玻璃塞和活塞与磨口是否匹配顺滑,如不严密,可以涂凡士林改善,注意凡士林不可以抹在活塞的孔中。洗净分液漏斗,准备好铁架台和铁圈备用。

用量筒量取15 mL 0.8％碘液和15 mL二氯甲烷分别置于分液漏斗中。塞紧玻璃塞,用右手手掌心顶住漏斗上端玻璃塞,右手指握住漏斗顶部;左手握住漏斗下端的活塞,大拇指、食指和中指控制活塞柄的旋转,无名指和小指卷曲,垫在活塞座下边,参见第三章第六节中分液漏斗的使用(图1－3－18)。关闭下活塞,两手同时振摇分液漏斗。两相混合会产生一定的蒸气压,因此,第一次要轻微振摇,并且注意振摇几下后应将漏斗下端倾斜向上,朝向无人处打开活塞,放出二氯甲烷蒸汽。此后振摇程度可依次加强,每次振摇1～2 min,如此重复3～4次,然后将漏斗静置在准备好的铁圈上,待混浊自行分层。等上下两层溶液分层明显,界面清晰后,先取下、上端口的玻璃塞,左手控制下端口活塞,让下层二氯甲烷溶液流入三角烧瓶中。当两相界面快到活塞处时,关闭活塞,轻轻晃动分液漏斗,使粘在分液漏斗壁上或者悬浮在上层溶液表面的液体流下。再次开启活塞,使二氯甲烷溶液逐滴流出,直至分离完全,立刻关闭活塞。分液漏斗中的上层溶液则从分液漏斗上口倒在另一只三角烧瓶中待用,而二氯甲烷萃取液对环境污染较大,因此必须倒入回收瓶。

2. 多次萃取

15 mL 0.8％碘溶液量被5 mL二氯甲烷分别萃取3次。

另取15 mL碘溶液,置于干净的分液漏斗中,用5 mL二氯甲烷萃取,依上法萃取一次后,上次碘水层仍保留在分液漏斗中,再继续加入另一份5 mL二氯甲烷,再次萃取。依上法,第三次用5 mL二氯甲烷萃取一次。最后把经过三次萃取后的水溶液收集于另一只三角烧瓶中。比较一次萃取和多次萃取后水溶液的深浅,记录并解释现象。

六、操作要点

1. 使用分液漏斗前,应先检查玻璃塞和活塞是否匹配。
2. 漏斗下口向上倾斜,应朝向无人处放气。
3. 分液前要先打开上口玻璃塞,再开启下口活塞。
4. 分液要彻底,上层溶液从上口倒出,下层溶液从下口放出。
5. 将二氯甲烷废液,倒入废液缸回收。

七、思考题

1. 萃取的原理是什么? 为什么萃取也是分离提纯有机化合物的一种方法?

2. 影响萃取效率的因素有哪些？

3. 使用分液漏斗时应注意哪些事项？

八、参考文献

［1］刘峥,丁国华,杨世军. 有机化学实验绿色化教程［M］. 北京:冶金工业出版社,
2010.

［2］余瑜,尚京川. 医用化学实验［M］. 北京:科学出版社,2008.

（李　永）

实验十一

薄层板的制备与薄层色谱定性分析

一、实验目的

1. 掌握薄层板的制备和使用方法。
2. 了解薄层色谱的原理及使用范围。

二、背景介绍

薄层色谱(thin layer chromatography, TLC)又称薄层层析,从20世纪50年代发展起来至今,是色谱法中应用最普遍的方法之一。TLC与其他色谱法相比,具有分离速度快、效率高等特点,目前常用于物质的鉴定、跟踪反应进程及摸索和确定柱层析的洗脱条件等,是一种微量、快速、简便的分离分析方法。

三、实验原理

薄层色谱将吸附剂或者支持剂(有时加入固化剂)均匀地铺在一块板(玻璃板或塑料板)上,形成薄层。把待分离的样品点在薄层上,然后在层析缸中用适宜的溶剂展开,利用吸附剂对样品中各成分吸附能力的不同,及展开剂对它们的解吸附能力的不同,使各成分展开速度不同以达到分离的目的。

比移值(R_f值):表示物质移动的相对距离。

$$R_f = \frac{原点至斑点中心的距离}{原点至溶剂前沿的距离}$$

四、仪器与试剂

玻璃板,毛细管,量筒,层析缸,烘箱,0.5%羧甲基纤维素钠(CMC)水溶液,硅胶G,干辣椒甲苯提取液,展开剂(体积比为15:1的石油醚–丙酮)。

五、实验步骤

1. 硅胶板的制备及活化

称取3 g硅胶G,以1:3比例边搅拌边缓慢加入到盛有6~7 mL 0.5%羧甲基纤维素钠(CMC)水溶液的烧杯中,调成糊状,均匀地涂抹在干净的薄板上,室温晾干。

晾干后放入105~110 ℃烘箱内烘30 min(活化)。

2. 点样

在距离薄板底部约1 cm处用铅笔轻画一条横线,作为起始线。用毛细管将辣椒油提取液点在起始线上,样品点的直径一般不大于2~3 mm,点与点之间距离为0.5~2 cm。点样完毕,室温晾干待用。

3. 展开剂的选择和展开

展开剂的选择主要根据样品的极性,溶解度和吸附剂的活性等因素,本实验选用石油醚 – 丙酮(体积比 15:1)作展开剂,混合液加入干净的层析缸中,液层高度约 0.5 cm,以不没过薄板样品点为宜。

将薄层板斜放入盛有展开剂的层析缸内,点样一端浸入展开剂达 0.5 cm(切勿使展开剂浸没点样点),密闭层析缸开始展开。待溶剂前沿距离板另一端 0.5 ~ 1 cm 时取出薄层板,立即用铅笔标出溶剂前沿线。

4. 显色

待板上的展开剂挥干后,在碘缸、喷显色剂或紫外灯下显色,本实验样品有色,故可直接观察。

5. 分别计算各显色点的 R_f 值。

六、操作要点

1. 薄层板所用玻璃应清洁、干燥。

2. 点样时,样品浓度不应太大,点样量也不应太多,否则展开后会出现斑点过大或拖尾等情况,影响分离的效果;点样量也不能太少,否则不显斑点。

3. 点样结束后,待样品点干燥后才可进行展开。

七、思考题

1. 有 A、B 两瓶无标签试剂,如何用薄层色谱分析它们是否同一化合物?

2. 在层析缸中,若展开剂的高度超过点样线,对薄层层析有何影响?

（李　　永）

实验十二

色谱分析

一、实验目的

1. 熟悉色谱分析的一般原理。
2. 掌握柱色谱的基本操作性能。

二、背景介绍

色谱法是俄国植物学家茨维特（Михаил Семёнович Цвет）（1872—1919）为研究植物中的色素分离而发明的，是近代有机分析中应用最广泛的工具之一，是分离、纯化和鉴定有机化合物的重要方法。最初仅用于分离有色化合物，从而得到颜色不同的色层，色谱一词由此得名。后来由于显色方法的引入，现已广泛应用于各种无色化合物的分离和鉴定，色谱一词早已超出原来的含义。

三、实验原理

色谱法的基本原理是利用混合物各组分在某一物质中的吸附或溶解性能（分配能力）的不同，或其亲和性的差异，使混合物的溶液流经该种物质时进行反复吸附或分配，从而使各组分分离。在色谱分析中，存在两个相，固定不动的物质称固定相（可以是固体或是液体）；而流动的液体（或气体）称为流动相。

色谱法按两相的相态，分为以气体作为流动相的气相色谱和以液体作为流动相的液相色谱；按分离原理可分为吸附色谱，分配色谱及离子交换色谱等；按操作形式的不同，可分为柱色谱、薄层色谱、纸色谱等。

目前色谱法在有机化学中的应用主要有如下诸方面：

① 分离混合物。一般用化学方法难以分离的一些结构相似和理化性质相近的混合物，用色谱分离可得较好的结果。

② 提纯化合物。可用色谱法分离除去有机物中含有的少量结构类似的杂质。

③ 鉴定有机物。在条件完全相同的情况下，通过比较标准物和待测物的比移值（R_f值）来鉴别。

④ 观察反应进程。利用薄层或纸色谱观察原料点的逐步消失，跟踪反应的进程，观察反应的完成情况。

柱色谱是最经典的色谱法，是目前最有用的分离技术之一。柱色谱的方法有吸附色谱及分配色谱两种，但吸附色谱更常用。本章仅介绍吸附柱色谱，它主要以氧化铝、硅胶等作为固定相。它们均是高活性吸附材料，对极性大的物质吸附能力强，而对极性小的物质吸附能力弱。将混合物吸附到它们的表面，然后用溶剂洗脱或展开，不同化合物极性不同使其在固定相中的吸附能力不同,并且它们在溶剂中溶解度也不同,洗脱或展开速度各异,从而将各化合物分离开来。

四、仪器与试剂

色谱柱,干辣椒萃取液,100~200 目层析硅胶,石油醚,丙酮。

五、实验步骤

1. 装柱

装柱方法包括干法和湿法两种。干法装柱是首先将干燥的吸附剂(固定相)经漏斗,均匀地装入色谱柱内,中间不间断,不时轻轻敲打玻璃管,使柱装填得尽可能均匀,紧密度适当。再加入溶剂,润湿吸附剂。这种方法操作简便,但容易使柱中混入气泡。而湿法装柱则可避免此缺点,其方法是先将洗脱剂和一定量的吸附剂混合,排除混合物内气体调成浆状,再慢慢倒入柱中。此时,应将柱下端的活塞打开,使溶剂慢慢流出,吸附剂即渐渐沉于柱底,这样做,柱装得比干法装柱紧密、均匀。无论采用哪种方法,都不能使柱中有裂缝或有气泡,否则会影响分离效果。

将色谱柱垂直放置,在底部放一接收瓶,先往柱内加入一定量的石油醚。称取所需硅胶于烧杯中,加入石油醚,用玻棒拌成浆状,边搅拌边慢慢加入柱中,此时柱子下端活塞应打开,并用套有橡皮管的玻棒轻击柱身,使填装紧密、均匀。

2. 加样

若样品为液体,一般可直接加样。打开色谱柱下端活塞,将柱内石油醚放出,至液面刚好与硅胶层表面相齐,关闭活塞。沿着管壁加入 0.5 mL 干辣椒萃取液,打开活塞,使液体渐渐流出,至液面再一次刚好与硅胶层表面相齐(勿使硅胶层表面干燥),此时样品液集中在柱顶端的小范围区带。为防止加入洗脱剂时,样品冲溅,可在样品表面放少许棉花,即可开始用溶剂洗脱。

3. 洗脱与分离

向色谱柱中加入石油醚洗脱,打开活塞,极性最小的黄色组分被优先洗脱出来,当黄色色带到达色谱柱底部时,更换接收器,接收黄色组分。而在优先洗出的黄色色带从柱顶端洗脱下 4 cm 时,更换 $V_{石油醚}:V_{丙酮}=50:1$ 的混合溶液为洗脱液,将其他物质洗脱下来,并接收。

六、操作要点

1. 装柱时不能使柱中有裂缝或有气泡,否则会影响分离效果。

2. 加样时,样品不要被溶剂或洗脱剂稀释。

3. 在洗脱过程中注意:① 应连续不断地加入洗脱剂,并要求保持液面一定高度,使其产生足够的压力提供平稳的流速;② 应控制流速,一般流速不应太快,否则柱中交换来不及达到平衡,因而影响分离效果;如太慢(可用吸耳球加压),会延长整个操作时间,而且有时会因样品在柱上停留时间过长,而使样品成分有所改变。

4. 操作全过程(装柱、加样、洗脱分离)都要防止柱身干裂。

5. 实验完成后,石油醚和丙酮要回收,以免造成环境污染。

七、思考题

本实验的关键点有哪些?

（李　永）

实验十三

蒸馏和沸点的测定

一、实验目的

1. 掌握沸点测定的原理。
2. 掌握常量法(即蒸馏法)测沸点的方法,学会搭常压蒸馏装置。

二、背景介绍

从蒸馏的发展史看,3 000 ~ 5 000 年前,酒类生产中,就有了分离提纯要求,但酒的含量长期在 15 ~ 20 度左右。在古希腊时代,亚里士多德曾经写到过:"通过蒸馏,先使水变成蒸气继而使之变成液体状,可使海水变成可饮用水"。这说明当时人们已经发现了蒸馏的原理。经历了长久的积累探索,中世纪早期,阿拉伯人发明了酒的蒸馏装置,42 ~ 56 度含量乙醇是一个提纯高峰,也就是现在白酒的含量范围。到了近现代,蒸馏操作已成为常用且简便的实验技术,也是分离和纯化液态物质的重要方法之一。

三、实验原理

将液体加热至沸腾,使液体变为蒸气,然后再使蒸气冷凝成为液体流入到另一容器中,这种蒸发和冷凝的联合操作称为蒸馏。蒸馏是分离和纯化液态物质的重要方法,它利用混合液体或液固混合物中各组分沸点不同,使低沸点组分蒸发,再冷凝以达到分离目的。需要注意的是,各组分沸点有较大的差别时才能达到有效的分离。与其他的分离手段,如吸附、萃取等相比,它的优点在于不需要加入系统组分以外的其他溶剂,从而保证不会引入新的杂质。

物质在液相和气相的相互转变中,存在蒸发和凝结两种相反过程,当两者速率相等时,就处于平衡状态,此时气相具有的压力就称为饱和蒸气压,简称蒸气压。液态物质的蒸气压随温度的升高而增大。当达到某一温度时,蒸气压和外界压力相等,表现为液体内产生大量气泡即沸腾,这时的温度即为该液体在此外界压力下的沸点。所以通过蒸馏可以测出液体的沸点,即所谓的常量法测沸点。液体的沸点不仅与外界压力有关,还与其纯度有关。不纯物质的沸点取决于所含杂质的性质与含量。对于高沸点杂质,则沸点比纯物质的沸点略有提高,杂质的含量越大,表现得越明显。有时由于两种或多种物质组成了共沸混合物,会有恒定的沸点,因此具有恒定沸点的液体不一定都是纯粹的化合物。除用常量法测沸点外,还有用微量法测沸点,其测定方法与测熔点相似。

四、仪器与试剂

电热套,铁架台(铁夹),圆底烧瓶,温度计,直型冷凝管,牛角管,锥形瓶,乙醇。

五、实验步骤

1. 蒸馏测定沸点

用量筒量取 50 mL 乙醇,加入到 100 mL 圆底烧瓶中,并加入两颗沸石,安装好常压蒸馏装置(参见图 1 - 3 - 24)。接通冷凝水,调节冷凝水的流速适中,然后开始加热。用一个容器接收先馏出的液体(常称为前馏分,一般含低沸点杂质),当温度计读数趋于恒定时,换另一个接收容器,记下这时温度和收集到最后一滴时的温度,就是该乙醇的沸程。

2. 蒸馏结束

维持加热程度至不再有馏出液蒸出,温度突然下降时,应停止加热,冷却一会儿再停止通水,拆除仪器次序与装配时相反,先取下接收容器,然后依次拆下牛角管、冷凝管、蒸馏头和圆底烧瓶。

六、操作要点

1. 蒸馏装置安装好以后要检查各磨口部位的气密性,防止蒸馏时蒸气漏出。

2. 通冷凝水时,避免一下子开水太大,容易使皮管脱落。

3. 在蒸馏时,实际上测量的不是溶液的沸点,而是馏出液的沸点。加热开始后,随温度的升高,瓶内的液体开始沸腾,当蒸汽上升到温度计水银球部位时,温度计读数急剧上升,这时应控制热源来调节蒸馏速度。一般控制在每秒蒸出 1~2 滴为宜。这样的蒸馏速度可以保证温度计水银球上一直为液体蒸汽浸润,并有被冷凝的液滴,此时温度即为液体与蒸汽平衡时的温度,即馏出液的沸点。加热的温度不能太高,否则会造成过热现象,这样由温度计读得的沸点就会偏高,达到沸点后,如果温度仍然上升较快,说明加热太剧烈了。另一方面,蒸馏也不能进行得太慢,否则水银球不能被蒸气充分浸润使读得的沸点偏低或不规范。

4. 注意,在任何情况下都不能将液体完全蒸干。

七、思考题

1. 什么是液体的沸点? 为什么蒸馏过程中液体的沸点会逐渐增大?

2. 当加热后有馏出液时才发现冷凝管未通水,能否马上通水? 如果不行应该怎么办?

八、参考文献

李明,刘永军,王书文,等. 有机化学实验[M]. 北京:科学出版社,2010.

(谢夏丰)

实验十四
无水乙醇的制备

一、实验目的

1. 了解氧化钙法制备无水乙醇的原理和方法。
2. 熟练掌握回流及常压蒸馏装置的安装和操作。

二、背景介绍

乙醇是基本化工原料和重要的有机溶剂,用于制造乙醛、乙二烯、乙胺、乙酸乙酯、乙酸、氯乙烷等重要化工制品,其制品多达 300 种以上,广泛用于医药、涂料、卫生用品、化妆品和油脂等各个方面。经过专门精制的乙醇也可用于制造饮料。乙醇也可作能源使用,有的国家已开始单独用乙醇作汽车燃料或掺到汽油(10 % 以上)中使用以节约汽油。在医学上,75 % 的乙醇水溶液是常用的消毒剂,40 % ~ 50 % 的乙醇溶液可预防褥疮,25 % ~ 50 % 的乙醇溶液可用于物理退热。

三、实验原理

纯的乙醇是无色澄清液体,熔点 – 114.1 ℃,沸点 78.5 ℃。乙醇极易从空气中吸收水分,能与水以及氯仿、乙醚等多种有机溶剂以任意比互溶。能与水形成共沸混合物(含水 4.4 %),共沸点 78.15 ℃。

普通工业乙醇是含乙醇 95.6 % 和 4.4 % 水的恒沸混合物,把这种混合物蒸馏时,乙醇和水始终会以这个混合比率同时蒸出。因此用直接蒸馏的方法不能得到无水乙醇,必须采用其他方法来除水。在实验室中常用的方法是加入生石灰,使水分与生石灰结合生成 $Ca(OH)_2$ 后再进行蒸馏。

$$CaO + H_2O \rightarrow Ca(OH)_2$$

这样得到的无水乙醇,纯度可达到约 99.5 %。纯度更高的无水乙醇可用金属 Mg 或金属 Na 进行处理。

普通工业乙醇中还含有少量的醛等杂质,可用 NaOH 来除去。

四、仪器与试剂

电热套,铁架台(铁夹),圆底烧瓶,温度计,直型冷凝管,球形冷凝管,牛角管,干燥管,工业乙醇,生石灰,NaOH,$CaCl_2$。

五、实验步骤

1. 回流加热除水

在 100 mL 的圆底烧瓶中,加入 40 mL 工业乙醇,慢慢放入 16 g 小颗粒状的生石灰和几颗 NaOH,安装回流装置,加装上干燥管,回流 1 h。

2. 蒸馏

回流完毕后,改为蒸馏装置,以 50 mL 圆底烧瓶做接收器,在牛角管支管口上要套一装有无水 $CaCl_2$ 的干燥管。收集 78～80 ℃馏分。

3. 产率及产品的检验

用量筒计量得到的无水乙醇,计算产率。取产品 1 mL 于小试管(或锥形瓶等)中,加入无水 $CuSO_4$(一小颗),观察现象。

六、操作要点

1. 所使用的仪器都必须干燥。

2. 回流和蒸馏时,装置中各连接部分不能漏气。

3. 整个系统不能封闭。

4. 因大气中含有水汽,为防止水汽的侵入,在回流和蒸馏时,与大气相通的管口都必须装上干燥管。干燥剂不能装得太紧,尤其是装干燥剂时用的脱脂棉不能堵得太紧。

5. 务必使用颗粒状的生石灰,切勿用粉末状的生石灰,否则暴沸严重。

七、思考题

1. 为什么在制无水乙醇时,不用先除去生石灰等固体混合物就可以进行蒸馏?

2. 哪些操作不当或遗漏会造成最终产品含水较多?

八、参考文献

李明,刘永军,王书文,等. 有机化学实验[M]. 北京:科学出版社,2010.

(谢夏丰)

实验十五

减压蒸馏操作练习

一、实验目的

1. 了解减压蒸馏的原理和应用范围。
2. 掌握减压蒸馏仪器的安装和操作方法。

二、背景介绍

呋喃甲醛,俗名糠醛,分子式为 $C_5H_4O_2$,无色至黄色液体,有杏仁样的气味。熔点: $-36.5\ ℃$,沸点:161.1 ℃,微溶于冷水,溶于热水、乙醇、乙醚、苯。

糠醛是制备许多药物的原料,呋喃经电解还原,还可制成丁二醛,为生产药物阿托品的原料。糠醛的一些衍生物具有很强的杀菌能力,抑菌谱相当宽广。例如由糠醛制备的呋喃西林,是一种消毒防腐药。糠醛是呋喃丙烯酸、糠胺反丁烯二酸、己二酸、糠醇等中间体的原料,广泛用于合成医药、农药、兽药、染料、香料、橡胶助剂、防腐剂等精细化学品。

糠醛蒸气有强烈的刺激性,并有麻醉作用。动物经口吸入或经皮肤吸收均可引起急性中毒。

急救措施包括:① 皮肤接触。立即脱去污染的衣着,用肥皂水和清水冲洗皮肤。就医。② 眼睛接触。立即提起眼睑,用大量清水或生理盐水冲洗至少 15 min。就医。③ 吸入。保持呼吸道通畅,迅速脱离现场至空气新鲜处。就医。④ 食入。饮足量温水,催吐。就医。

三、实验原理

液体的沸点是指它的蒸气压等于外界大气压时的温度。所以外界压力降低会使得液体沸腾的温度降低。在蒸馏操作中,一些有机物热稳定性不高,加热至其正常沸点附近时,已经发生氧化、分解或聚合等反应,使其无法在常压下蒸馏。若将蒸馏装置连接真空泵抽气,使液体表面上的压力降低,在较低温度时即转变为气态蒸出,这种在较低压力下进行蒸馏的操作称为减压蒸馏。

减压蒸馏时物质的沸点与压力有关。不同压力下蒸馏呋喃甲醛的沸点为:161.8 ℃/ 101.33 kPa,103 ℃/13.33 kPa,67.8 ℃/2.67 kPa,18.5 ℃/0.133 kPa。

四、仪器与试剂

电热套,铁架台(铁夹),圆底烧瓶,克氏蒸馏头,水银压力计,毛细管,温度计,直型冷凝管,牛角管,安全瓶,真空泵,粗呋喃甲醛。

五、实验步骤

1. 安装好减压蒸馏装置(参见图1-3-25),检查系统的气密性。气密性检查:打开安全瓶上的二通活塞,然后开泵抽气,逐渐关闭二通活塞,若系统压力达到所需真空度且保持不变,说明系统密闭。若压力有变化,则说明漏气,分别检查各连接口,必要时加涂真空脂密封。

2. 打开安全瓶上的活塞,在圆底烧瓶中加入20 mL粗呋喃甲醛,不得超过容积的1/2。关闭安全瓶上的活塞,开泵抽气,通过调节二通活塞导入空气,使能冒出一连串小气泡为宜。当系统达到所需压力且稳定后,开启冷凝水,热浴加热,控制蒸馏馏出速度为1~2滴/s。

3. 蒸馏完毕后,撤热源,并缓慢打开安全瓶上的活塞,平衡系统内外压力,然后关泵。

六、操作要点

1. 被蒸馏液体若含有低沸点物质时,通常要先进行普通常压蒸馏,再进行水泵减压蒸馏,而油泵减压蒸馏应在水泵减压蒸馏后进行。

2. 装置停当后,先旋紧橡皮管上的螺旋夹,打开安全瓶上的二通活塞,使体系与大气相通,启动泵抽气,逐渐关闭二通活塞至完全关闭,注意观察瓶内的鼓泡情况(如发现鼓泡太剧烈,有冲料危险,立即将二通活塞旋开些),从压力计上观察体系内压力是否能符合要求,然后小心旋开二通活塞,同时注意观察压力计读数,调节内压到所需值(根据沸点与压力关系)。

3. 在系统充分抽空,调节好内压后通冷凝水,再加热(一般用油溶)蒸馏。一旦减压蒸馏开始,就必须密切注意蒸馏情况,根据情况随时调整内压,经常记录压力和相应的沸点值,根据要求,收集不同馏分。

4. 蒸馏完毕,移去热源后,慢慢旋开螺旋夹(防止倒吸),并慢慢打开二通活塞,使测压计的水银柱慢慢地回复原状,(若开得太快,水银柱很快上升,可能会冲破测压计),然后关闭油泵和冷却水。

七、思考题

1. 具有什么性质的化合物需用减压蒸馏进行提纯?
2. 使用水泵减压蒸馏时,应采取什么预防措施?
3. 当减压蒸完所要的化合物后,应如何停止减压蒸馏?为什么?

八、参考文献

李明,刘永军,王书文,等. 有机化学实验[M]. 北京:科学出版社,2010.

(谢夏丰)

实验十六

苯甲酸的制备

一、实验目的

1. 掌握由甲苯氧化成苯甲酸的制备原理和方法。
2. 掌握加热回流和抽气过滤的基本操作。

二、背景介绍

苯甲酸又称安息香酸,苯甲酸及其钠盐(苯甲酸钠)是很常用的食品防腐剂,具有抑制酵母菌、细菌、霉菌的生长。苯甲酸也常作为药物使用,药用时通常涂在皮肤上,用以治疗癣类的各种皮肤疾病。此外,苯甲酸也可作为农药、染料、医药、香料和塑化剂的生产原料。纯苯甲酸应为鳞片状或无色针状结晶,熔点 121.7 ℃,它的蒸气有很强的刺激性,吸入后易引起咳嗽。微溶于水,易溶于乙醇、乙醚等有机溶剂。

三、实验原理

苯环不易被氧化剂所氧化,但烃基苯可被酸性的 $KMnO_4$ 或酸性的 $K_2Cr_2O_7$ 溶液所氧化,不论烷基苯侧链的长短,若苯环上只有一个烷基,且烷基中含有 α－H 原子,最后产物均为苯甲酸。

苯甲酸最常用的制备方法是由甲苯氧化,再酸化。反应式如下:

$$\text{C}_6\text{H}_5\text{CH}_3 + 2KMnO_4 \longrightarrow \text{C}_6\text{H}_5\text{COOK} + KOH + 2MnO_2\downarrow + H_2O$$

$$\text{C}_6\text{H}_5\text{COOK} + HCl \longrightarrow \text{C}_6\text{H}_5\text{COOH} + KCl$$

四、仪器和试剂

圆底烧瓶(250 mL),球形冷凝管,布氏漏斗,量筒(250 mL),抽气过滤瓶,量筒(10 mL),表面皿,玻棒,烧杯(400 mL),台秤,甲苯,$KMnO_4$,浓盐酸,$NaHSO_3$。

五、实验步骤

在 250 mL 圆底烧瓶中加入 2.7 mL(2.3 g)甲苯和 125 mL H_2O,然后加入 8.2 g $KMnO_4$,投入 2 粒沸石,瓶口装上回流冷凝管,在电热套上加热至沸,继续煮沸并间歇摇动烧瓶,当甲苯层近乎消失,回流不再出现油珠时,停止加热(需 1~2 h)。若反应混合物呈紫色,可加

入少量的 $NaHSO_3$ 使紫色褪去。

将反应混合物趁热抽气过滤,用少量热水洗涤 MnO_2 滤渣,洗涤的过程是将抽气暂时停止,在滤渣上加少量蒸馏水,用玻棒小心搅动(不要使滤纸松动),使滤渣润湿且静置一会儿,再行抽气。合并滤液并倒入 400 mL 烧杯中,烧杯置于冷水浴中冷却,然后用浓盐酸酸化,直到苯甲酸全部析出为止(pH 为 1~2)。

将析出的苯甲酸抽气过滤,用少量蒸馏水洗涤漏斗中结晶二次(洗涤过程同上)挤压去水分,抽干,把苯甲酸结晶用一称量纸包好,在上面戳些小洞,放入干燥器中干燥,待下次实验时称其质量及计算产率。在有机化合物制备中,根据反应式计算而得的产量称为理论产量,实验结果的产量总量往往低于理论产量,故需计算产率:

$$产率 = 实际产量/理论产量 \times 100\%$$

六、操作要点

1. 甲苯不溶于 $KMnO_4$ 水溶液,故该反应为非均相反应,反应需要较高温度和较长时间,因此该反应采用了加热回流装置。为了使反应充分,间歇摇动烧瓶。

2. 滤液若呈紫色,要加入少量的 $NaHSO_3$ 使紫色褪去,并重新抽滤。

七、思考题

1. 反应完毕后,滤液若呈紫色,为什么要加 $NaHSO_3$?

2. 在氧化反应中,影响苯甲酸产量的主要因素是哪些?

八、参考文献

[1] 陆阳. 有机化学实验[M]. 北京:人民卫生出版社,2008.

[2] 赵建庄,符史良. 有机化学实验[M]. 北京:高等教育出版社,2008.

[3] 吉卯祉,葛正华. 有机化学实验[M]. 北京:科学出版社,2002.

（陈大茵）

实验十七

乙酸丁酯的制备

一、实验目的

1. 掌握乙酸丁酯的制备原理和方法。
2. 掌握回流、蒸馏和萃取等基本操作方法。
3. 了解分水器装置的使用方法。

二、背景介绍

乙酸丁酯是具有水果香味的无色透明、可燃性液体,天然的乙酸丁酯主要存在于苹果、香蕉、樱桃、葡萄等植物中,易挥发,难溶于水,能溶解油脂、树胶、松香等,广泛应用于硝化纤维清洗中,在人造革、织物及塑料加工过程中用作溶剂,在各种石油加工和制药过程中用作萃取物,也用于香料复配及作为杏、梨、香蕉、菠萝等各种香味剂的成分。乙酸丁酯沸点126 ℃,折光率1.394 1,比重0.882。

三、实验原理

有机酸酯常用羧酸和醇在少量催化剂(如浓 H_2SO_4)的存在下进行酯化反应制备。乙酸和正丁醇的酯化反应如下:

$$CH_3COOH + CH_3CH_2CH_2CH_2OH \underset{}{\overset{\text{浓 }H_2SO_4}{\rightleftharpoons}} CH_3COOCH_2CH_2CH_2CH_3 + H_2O$$

酯化反应是一个可逆反应,反应始终不能进行完全。为了提高产率,可以用过量的醇或羧酸,也可以把反应生成物即时蒸出或不断分去水分,或是两者并用。本实验采用乙酸过量和使用分水器,让反应生成的水不断脱离反应体系,以达到提高产率的目的。

四、仪器和试剂

圆底烧瓶,分液漏斗,普通漏斗,球形冷凝管,直型冷凝管,蒸馏头,接收管,量筒,烧杯,锥形瓶,150 ℃温度计,分水器,乙酸,无水 $MgSO_4$,正丁醇,10 % Na_2CO_3 溶液。

五、实验步骤

在干燥的100 mL圆底烧瓶内,加入乙酸16.6 g(约15.8 mL,即0.275 mol)和18.5 g正丁醇(约25 mL,即0.25 mol),然后再慢慢加入1 mL浓 H_2SO_4,边滴加边振摇,混合均匀,加2粒沸石,装上分水器,分水器中装满水后再放出4.5 mL水,再装上回流装置,装置如图2-17-1所示,在电热套上加热回流,至分水器中水层不再增加为止。停止加热,待反应混合物冷却后,移入分液漏斗中,将下层水溶液分去。上层粗制乙酸丁酯用20 mL 10 %

Na_2CO_3 洗涤,再用 15 mL 蒸馏水洗 2 次。然后将上层有机层倒入干燥的 100 mL 锥形瓶中,加 2 ~ 3 g 无水 $MgSO_4$(或无水 Na_2SO_4),并振摇,塞好塞子,静置 5 min。待溶液澄清后,用少许棉花过滤至 100 mL 干燥的圆底烧瓶中,进行蒸馏,收集 120 ~ 126 ℃ 馏出液,量其体积并计算产率。测定其折光率。

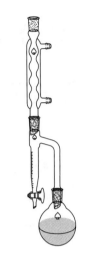

图 2 – 17 – 1　带分水器的回流装置

六、操作要点

1. 本实验反应容器包括圆底烧瓶、锥形瓶、冷凝管、三角漏斗等,均需干燥。

2. 准确分去分水器中的 4.5 mL 水,这对反应结束的判断起关键的作用。

3. 本实验反应物以乙酸过量,乙酸相对价格低廉,且未反应的乙酸易除去,可以用 Na_2CO_3 溶液及水洗除去。若正丁醇过量则不易除去,蒸馏时,正丁醇和乙酸丁酯在 117.2 ℃ 形成二元恒沸混合物,其组成正丁醇 47 %、乙酸丁酯 53 %,势必降低产率。以乙酸过量产率可达 70 % ~ 80 %,比以正丁醇过量高 10 % ~ 20 %。

4. 干燥剂用无水 $MgSO_4$ 或无水 Na_2SO_4。不能用无水 $CaCl_2$,因为 $CaCl_2$ 能与产物生成络合物。

七、思考题

1. 本实验采取什么措施来提高产率?

2. 试计算反应完全时应分出多少体积的水。

3. 乙酸丁酯粗制产品中有哪些杂质? 如何除去?

八、参考文献

[1] 赵建庄,符史良. 有机化学实验[M]. 北京:高等教育出版社,2008.

[2] 吴玉兰,陈正平. 有机化学实验[M]. 武汉:华中科技大学出版社,2011.

(陈大茴)

实验十八

阿司匹林的合成、精制和鉴定

一、实验目的

1. 掌握阿司匹林的合成原理。
2. 了解利用混合溶剂进行重结晶的方法。
3. 熟悉重结晶、抽滤等基本操作。
4. 了解阿司匹林的应用价值。

二、背景介绍

阿司匹林(aspirin)即乙酰水杨酸,作为一种常用解热镇痛药,可用于治疗感冒、风湿病和关节炎等疾病。早在 1853 年,弗雷德里克用水杨酸与乙酸酐合成了乙酰水杨酸,但没有引起人们的重视;1898 年,德国的化学家菲霍夫曼又合成了乙酰水杨酸,为其父治疗风湿性关节炎,得到了很好的疗效;1899 年由德莱塞介绍到临床,并正式命名为阿司匹林。至今为止,阿司匹林已应用百余年,也成了世界医药史上三大经典药物之一,目前,仍是临床上应用最为广泛的解热、镇痛和抗炎药,同时还是比较和评价其他药物的标准制剂。

乙酰水杨酸常见的制备方法是将水杨酸与乙酸酐作用,使水杨酸分子中酚羟基上的氢原子被乙酰基取代,发生酰化反应生成乙酰水杨酸。反应中常加入催化剂浓硫酸或磷酸。

引入酰基的试剂叫酰化试剂,可以选用乙酸酐或乙酰氯作为乙酰化剂,乙酸酐作为酰化剂即经济合理,又反应较快。

乙酰水杨酸为白色针状或片状晶体,熔点为 135 ℃,易溶于乙醇、乙醚及氯仿,微溶于水,但不溶于石油醚。

乙酰水杨酸粗品中混有未反应的水杨酸,可利用混合溶剂法进行重结晶。水杨酸和乙酰水杨酸都溶于乙醚,但乙酰水杨酸不溶于石油醚,可以利用先在乙醚中溶解,加入石油醚后重结晶的方法,除去未反应的水杨酸。

利用 $FeCl_3$ 溶液显色反应可以检验产品的纯度。杂质中有未反应的水杨酸(含酚羟基),与 $FeCl_3$ 溶液反应呈紫色。如果在产品中加入一定量的 $FeCl_3$ 溶液,无颜色变化,可以认为纯度基本达到要求。

三、实验原理

本实验以浓 H_2SO_4 为催化剂,用邻羟基苯甲酸(水杨酸)与乙酸酐发生酰化反应制备阿司匹林(乙酰水杨酸)。反应式如下:

$$\text{（苯环）}\begin{matrix} -COOH \\ -OH \end{matrix} \ + \ (CH_3CO)_2O \ \xrightarrow[80\sim90℃]{\text{浓}H_2SO_4} \ \text{（苯环）}\begin{matrix} -COOH \\ -OCOCH_3 \end{matrix} \ + \ CH_3COOH$$

由于水杨酸含有羧基(—COOH)和羟基(—OH)双官能团,可能存在下列副反应:

$$\text{水杨酰水杨酸酯}$$

$$\text{乙酰水杨酰水杨酸酯}$$

四、仪器与试剂

锥形瓶,量筒,烧杯,100 ℃温度计,布氏漏斗及抽滤瓶,循环水真空泵,水杨酸,乙酸酐,浓硫酸,乙醚,石油醚(30 ~ 60 ℃),0.1 % $FeCl_3$ 水溶液,95 % 乙醇,冰。

五、实验步骤

1. 合成

称取 1.4 g(约 0.01 mol)水杨酸于 50 mL 干燥的锥形瓶中,在通风橱中用吸量管吸取乙酸酐 3 mL(约 0.03 mol)加入锥形瓶,摇匀。逐滴加入 5 滴浓硫酸,置于 80 ~ 90 ℃水浴中加热,不断振摇反应 10 min。取出锥形瓶,用量筒取 15 mL 的水分两步加入锥形瓶:第一步缓慢加入 2 ~ 3 mL 的水用于分解过量的乙酸酐;第二步剧烈搅拌(或振摇)反应液,将余下的水很快地加入锥形瓶。置在冷水浴中冷却,至晶体完全析出。抽气过滤,用少量水洗涤锥形瓶几次并转移到布氏漏斗上,抽干。用玻璃棒转移至表面皿上,水蒸气烘干得粗品,称重并计算粗品产率。

2. 精制

实验室关闭一切热源后,取自己制备经烘干的粗产品(设为 x g),全部转入干燥的50 mL 锥形瓶中,在通风橱中加入 $10x$ mL 乙醚,塞上橡皮塞(不宜太紧),摇匀,在 30 ℃水浴中温热至固体完全溶解(若不溶,可适当增加乙醚的用量,但不宜太多)。加入 $10x$ mL 的石油醚,再塞紧橡皮塞后,静置于冰水浴中冷却,至结晶完全析出。抽气过滤,用 2 mL 石油醚洗涤 2 次,抽干,回收滤液,取出固体自然晾干得精品,称重并计算精品产率。

3. 鉴定

取少许乙酰水杨酸粗品和精品,分别加入 10 滴 95 % 乙醇、2 滴 0.1 % $FeCl_3$ 溶液,摇匀,观察并比较颜色。

六、操作要点

1. 水杨酸分子中羟基和羧基可形成分子内氢键,阻碍酰化反应的发生,实验中加入的浓 H_2SO_4 除了用作催化剂,还起到破坏氢键的形成的作用,有利于反应的顺利进行。

2. 反应温度控制在 80 ~ 90 ℃之间,若超过 90 ℃,可能会有二聚或多聚水杨酸的副产物产生。

3. 趁热加入的少量水会和过量的乙酸酐发生分解反应,反应激烈且放热可使反应物沸腾,切勿靠得太近,避免放出的酸蒸气伤到呼吸道或眼睛。

4. 合成过程中若搅拌不充分,可能会有浅黄色油状物(或块状固体)析出。遇此现象可在水浴中加热使之溶解,慢慢冷却结晶。

5. 乙醚和石油醚溶剂极易燃,使用过程切不可接触火源。

6. 采用乙醚-石油醚混合溶剂法进行重结晶,而不用水做重结晶的溶剂,是因为乙酰水杨酸在水中加热会发生部分水解,而水杨酸在水中也有很小的溶解度不易除净。

7. 粗品抽气过滤时应尽量抽干,若含较多的水,水蒸气加热烘干时乙酰水杨酸可能会发生水解生成水杨酸。

七、思考题

1. 浓 H_2SO_4 在阿司匹林制备过程中起到什么作用?

2. 阿司匹林粗品若用水作为重结晶的溶剂加热溶解,会分解得到另一种溶液,后者与 $FeCl_3$ 反应呈紫色,为什么? 发生了什么反应? 请写出反应式。

3. 本实验中可能会产生什么副产物? 其中,不溶性的聚合物如何除去?

八、参考文献

[1] 杨维维,唐海沁,徐维平,等. 阿司匹林不同剂量和给药方法的药动学和药效学研究[J]. 中国临床保健杂志,2007,10(6):607-610.

[2] 李小鹰. 在动脉硬化性心血管病防治中规范应用阿司匹林[J]. 中华心血管病杂志,2006,34(3):281-284.

(杨丽珠)

实验十九

香豆素－3－羧酸乙酯的合成和水解

一、实验目的

1. 了解香豆素的合成方法。
2. 学习用 Knoevenagel 反应制备香豆素衍生物的原理。
3. 了解酯水解方法制备羧酸。
4. 熟悉回流、结晶和重结晶的操作。

二、背景介绍

香豆素(coumarin)又称香豆精、1,2－苯并吡喃酮或邻羟基肉桂酸内酯,其结构式如下:

香豆素因最先发现于黑香豆而得名。它是一种重要的香料,具有干草香气味和巧克力气息,可用于紫罗兰、兰花、薰衣草等多种香精的配制。天然存在于高等植物中,主要包括豆科、芸香科、兰科、伞形科、菊科、茄科、虎耳草科、瑞香科和木樨科等多种植物中。

在 1820 年,香豆素首次从香豆的种子中分离出来。到目前为止,已经从芸香科柑橘属植物中分离出很多种香豆素类化合物。但由于天然植物中香豆素的含量比较低,大量香豆素及其衍生物需要通过化学合成的方法得到。其中一种最为典型的方法是以水杨醛与乙酸酐为原料,在碱性催化条件下进行缩合反应,称为 Perkin 合成法。其缩合产物经酸化闭环可得到香豆素。

其中,生成的邻羟基肉桂酸有顺、反两种异构体(顺式称为苦马酸,反式称为香豆酸),这两种异构体均可以在酸性条件下闭合生成香豆素。结构式如下:

苦马酸   香豆酸

这种方法存在反应温度高,反应时间长及产率有时较低等特点。十多年来,用 Perkin 法合成香豆素及衍生物的研究集中在催化剂与优化反应条件等方面。目前,该反应使用的催化剂主要有乙酸钠、乙酸钾、K_2CO_3、KF 等。

本实验采用的方法是用水杨酸和丙二酸二乙酯在有机碱的催化下,合成香豆素 -3-羧酸乙酯。这种可以促进羟醛缩合反应的方法称为克脑文格(Knoevenagel)合成法,是对 Perkin 法的一种改进方法。实验将 Perkin 法中的乙酸酐改为活泼的亚甲基化合物(丙二酸二乙酯),增加了反应的活泼性。同时,采用碱性较弱的有机碱(六氢吡啶)为反应介质避免了因醛自身缩合而生成的副产物,从而充分利用反应的原料。利用该方法可在较低的温度条件下合成香豆素的衍生物。合成得到的香豆素 -3-羧酸乙酯经碱水解,再酸化可生成另一种香豆素的衍生物:香豆素 -3-羧酸。

香豆素及其衍生物除了用作香料以外,香豆素类药物在医药上有着广泛的应用,如具有抗病毒、抗肿瘤、抗骨质疏松、抗凝血等作用。常见的香豆素类药物有双香豆素(dicoumarol)、华法林(warfarin,苄丙酮香豆素)和醋硝香豆素(acenocoumarol)等。如双香豆素具有很强的抗血凝作用,可以用作口服的抗凝血药,还可作为杀鼠剂,老鼠食用双香豆素后会因大脑出血而死亡。而从植物胡桐中分离出的某种香豆素的衍生物还是强大的 HIV-1 逆转录酶的抑制剂,作为艾滋病药物的研制,美国的食品药物管理局已经批准其进入三期临床试验阶段。

此外,香豆素及衍生物因具有生物活性,可用作药物中间体,以及用作驱虫剂、杀虫剂、麻醉剂等。香豆素及其衍生物还可以作为荧光染料,应用于太阳能收集器和激光器。

三、实验原理

本实验用水杨酸和丙二酸二乙酯在有机碱的催化下,在较低的温度下合成香豆素的衍生物。这种方法是对 Perkin 合成法的改进,称为 Knoevenagel 合成法,即让水杨醛与丙二酸二乙酯在六氢吡啶的催化作用下缩合生成香豆素 -3-羧酸乙酯。反应式如下:

合成的香豆素 -3-羧酸乙酯在碱性条件下水解,此时酯基和内酯均被水解,然后在酸作用下再次闭环形成内酯,即为香豆素 -3-羧酸。反应式如下:

四、仪器与试剂

圆底烧瓶,球形冷凝管,干燥管,加热套,布氏漏斗,抽滤瓶,循环水真空泵,锥形瓶,烧杯,棉花,水杨醛,丙二酸二乙酯,无水乙醇,六氢吡啶,乙酸,CaCl₂,50％乙醇,95％乙醇,KOH,浓盐酸,冰,活性炭。

五、实验步骤

1. 合成

在100 mL圆底烧瓶中加入4.2 mL水杨醛(4.9 g,0.04 mol),6.8 mL丙二酸二乙酯(7.25 g,0.045 mol)和20 mL无水乙醇,再用胶头滴管滴入约0.5 mL六氢吡啶和2滴乙酸,加入2粒沸石,装好回流冷凝管,并在冷凝管顶部搭上装有无水CaCl₂的干燥管,在水浴上加热回流2 h。待稍冷后,拆去干燥管,从冷凝管顶端加入20 mL冷水,除去冷凝管,将反应瓶置于冰浴中冷却,使结晶析出完全。抽气过滤,晶体可用冰冷过的50％乙醇洗涤2～3次(每次约2 mL),抽干。观察产物形状,用滤纸干燥得香豆素-3-羧酸乙酯粗品,称重并计算产率。粗品为微黄色或白色晶体。熔点92～93 ℃。

2. 重结晶

将上述制得的粗品加入到150 mL的锥形瓶中,用50％乙醇为溶剂制备热饱和溶液,即加入45 mL 50％乙醇,加热至固体全部溶解,加半勺的活性炭,再加入5 mL 50％乙醇,煮沸1～2 min,趁热过滤,将滤液滤入100 mL的小烧杯,置于冰水浴中冷却,使结晶析出完全。抽气过滤,用滤纸干燥得香豆素-3-羧酸乙酯精品,称重并计算产率。精品为白色晶体。

纯香豆素-3-羧酸乙酯的熔点为93 ℃。

3. 水解

在100 mL圆底烧瓶中加入上述合成的4.0 g香豆素-3-羧酸乙酯(0.018 mol)、4.0 g KOH(0.071 mol)、20 mL 95％乙醇和10 mL水,加入2粒沸石,装好回流冷凝管,在水浴上加热至固体溶解后,控制水温微沸回流15 min。停止加热,待回流结束后,除去冷凝管,将反应瓶置于温水浴中。用胶头滴管吸取温热的反应液,逐滴加入到盛有10 mL浓盐酸和50 mL水的250 mL锥形瓶中,边滴边缓慢摇动锥形瓶,可观察到晶体析出,滴完后,将锥形瓶置于冰水浴中冷却,使晶体析出完全。抽气过滤,晶体可用少量冰水洗涤2～3次,抽干。观察产物形状,用滤纸干燥得香豆素-3-羧酸,称重并计算产率。产品为白色晶体,熔点189～190 ℃(分解)。

纯香豆素-3-羧酸的熔点为190 ℃(分解)。

六、操作要点

1. 六氢吡啶作为催化剂,其用量的增加,相应的产率也会提高,而用量过多时,六氢吡啶可以和产物香豆素-3-羧酸乙酯继续反应生成酰胺,从而导致产率下降,所以实验选择六氢吡啶和丙二酸二乙酯的物质的量比例为1:1。

2. 实验反应温度大约80 ℃,以能让乙醇匀速的缓和回流为宜。温度过高时回流过快,往往伴有副反应发生。

3. 产率随反应时间的增加而提高,然而超过2 h后,产率略有降低,因此最好控制反应时间在2 h左右。

4. 50％乙醇可除去粗产物中的黄色杂质,冰过的 50％乙醇洗涤可以减少酯在乙醇中的溶解。

5. 若香豆素 -3 - 羧酸乙酯粗品为白色晶体,说明纯度已很高,不用进行重结晶提纯。

6. 六氢吡啶气味很难闻,最好在通风橱中转移,并注意不要滴到瓶外。

7. KOH 与浓盐酸均有强腐蚀性,避免与皮肤接触,避免与眼睛接触;同时,浓盐酸逸出的 HCl 气体对呼吸道有一定的刺激作用,溶液配制需在通风橱中进行。

8. 香豆素 -3 - 羧酸乙酯的合成实验在无水条件下进行,所用的仪器均需干燥。

七、思考题

1. 试写出用 Perkin 反应以水杨醛为原料制备香豆素的反应机制。

2. 若要制备香豆素的衍生物 和 ,分别采用什么试剂作为合成的起始原料?

3. 结合典型的 Perkin 合成法,说明本实验方法(Knoevenagel 法)改进后的特点。

八、参考文献

[1] Doyle MP, Mungall WS. Experimental oraganic chemistry [M]. New York: John Wiley&Sons Inc. ,1980:328.

[2] 肖如亭,李乃,董庆洁,等. 改进的 Perkin 法催化合成香豆素[J]. 应用化学,2000,17(3):288 -291.

[3] 智双,赵德丰,李海玉,等. 香豆素类荧光染料的合成及结构表征[J]. 染料与染色,2004,41(2):87 -90.

(杨丽珠)

实验二十
黄连中小檗碱的提取、分离和鉴定

一、实验目的

1. 通过对黄连中小檗碱的提取,掌握中草药天然产物的一般提取方法。
2. 结合已学知识,进一步熟悉回流、蒸馏和抽滤等基本操作。
3. 初步了解如何设计一个完整的实验方案。

二、背景介绍

黄连是我国的一种中药材,主要功能是泻火、燥湿、解毒、杀虫。临床上被用于抗微生物感染,如急性细菌性痢疾、急性肠胃炎以及眼、口腔等多种疾病。此外,该药还对糖尿病和防治癌症具有一定疗效。

黄连的根状茎中含有多种生物碱,其中小檗碱(又称黄连素,英文名 berberine)是主要功能的有效成分,含 5 % ~ 8 %。

小檗碱微溶于冷的水和乙醇,易溶于热水和热乙醇,难溶于丙烷、乙醚等溶剂。小檗碱有季铵式、醇式和醛式三种互变异构体,其中以季铵碱式(如下图左所示)最稳定。盐酸小檗碱难溶于冷水,易溶于热水。

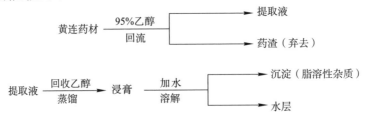

黄连素(季铵碱式)　　　　　　　盐酸黄连素

三、实验原理

本实验根据小檗碱的季铵碱式在热乙醇中溶解度大的性质,用乙醇为溶剂来提取小檗碱,再利用其盐酸盐难溶于水,使其以盐酸盐的形式析出,以除去水溶性杂质。本实验选用乙醇提取法的另一个特点是对中草药细胞的穿透能力强,用量少,且可回收再利用。提取小檗碱的实验路线如下:

黄连药材　—95%乙醇／回流→　提取液
　　　　　　　　　　　　　　　药渣（弃去）

提取液　—回收乙醇／蒸馏→　浸膏　—加水／溶解→　沉淀（脂溶性杂质）
　　　　　　　　　　　　　　　　　　　　　　　　　水层

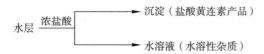

本实验所采用的方法称为溶剂提取法,即选用合适的溶剂或适当的方法,将所需化学成分溶解到溶剂中,并与天然药物组织相脱离的过程。该过程是根据溶剂与提取的化学成分"极性相似相溶"的原理。

四、仪器与试剂

圆底烧瓶(250 mL),球形冷凝管,直型冷凝管,烧杯(50 mL、100 mL),量筒(100 mL),铁架台,布氏漏斗,抽滤瓶,黄连(川连),95 % 乙醇,浓盐酸,1 % 乙酸,2 mol·L^{-1} HCl,漂白粉。

五、实验步骤

1. 小檗碱的提取

称取 10 g 已经磨碎的黄连,转移到 250 mL 圆底烧瓶中,加 120 mL 95 % 乙醇,加球形冷凝管,搭成回流装置。电热套加热回流 20 min 后,反应液倒入抽滤瓶中抽滤,滤渣弃去,滤液转移到 250 mL 圆底烧瓶后,加直型冷凝管搭成蒸馏装置,用电热套蒸馏乙醇(回收,蒸馏温度至 85 ℃ 为止)。棕黄色滤液蒸至棕红色糖浆状止。圆底烧瓶中加入 25 mL 1 % 乙酸,使用电热套加热溶解,趁热再次抽滤,滤液倒入 50 mL 小烧杯中,然后滴加 7 mL 浓盐酸,最后溶液置于冰水浴冷却 20 ~ 30 min,即有黄色沉淀析出。抽滤,黄色沉淀用 10 mL 冰水洗涤一次,再用 5 mL 丙酮洗涤一次,自然干燥,称重。

2. 定性检验

取 5 mg 黄色沉淀于干净试管内,加入 2 mol·L^{-1} HCl 2 mL 再滴加漂白粉溶液数滴,溶液显樱红色。

六、操作要点

1. 黄连的磨烂研细程度影响产率。
2. 乙醇蒸馏回收约 100 mL。

七、思考题

提取小檗碱时,有哪些因素会影响产率?

八、参考文献

余瑜,尚京川. 医用化学实验[M]. 北京:科学出版社,2008.

(赵云洁)

实验二十一

Cannizzaro 反应及其在酸和醇制备中的应用

一、实验目的

1. 通过由呋喃甲醛制备呋喃甲醇和呋喃甲酸,加深理解 Cannizzaro 反应的原理。
2. 进一步熟练巩固重结晶、萃取、低沸点物质蒸馏、反应温度控制等基础实验操作。

二、背景介绍

呋喃甲酸又名糠酸,常作为食品中的防腐剂、医药中的杀菌剂、工业中的硬化剂、香料中间体等。呋喃甲醇又名糠醇,是合成纤维、橡胶、农药和铸造工业中的重要中间体。合成糠酸和糠醇一般采用 Cannizzaro 反应。

三、实验原理

无活泼 $\alpha - H$ 的醛在浓碱作用下,发生分子间氧化还原反应,即一分子醛被氧化成羧酸,另一分子醛被还原成醇的歧化反应,此反应称为 Cannizzaro 反应。本实验采用呋喃甲醛在浓 NaOH 溶液中发生 Cannizaro 反应,制备呋喃甲醇和呋喃甲酸,反应式如下:

$$2 \underset{O}{\fbox{}}-CHO \xrightarrow{NaOH} \underset{O}{\fbox{}}-CH_2OH + \underset{O}{\fbox{}}-COONa$$

$$\underset{O}{\fbox{}}-COONa \xrightarrow{HCl} \underset{O}{\fbox{}}-COOH + NaCl$$

四、仪器与试剂

圆底烧瓶,烧杯,锥形瓶,分液漏斗,蒸馏烧瓶,直型冷凝管,蒸馏头,尾接管,吸滤瓶,布氏漏斗,呋喃甲醛,NaOH,乙醚,Na_2SO_3,Na_2CO_3,无水 $MgSO_4$。

五、实验步骤

1. 歧化反应

在 50 mL 圆底烧瓶中加入 9 mL 43 % 的氢氧化钠溶液,放入冰水浴中冷却至 5 ℃。在搅拌状态下,用滴管慢慢把 10 mL(11.6 g,0.12 mol)新蒸馏过的呋喃甲醛滴入氢氧化钠溶液,并使混合溶液温度保持在 5~8 ℃下反应 25 min,得淡黄色浆状物。

2. 呋喃甲醇的制备

将上面所得的淡黄色浆状物,在搅拌状态下加入 15 mL 水,使沉淀完全溶解。所得溶液用 20 mL ×2 乙醚萃取,合并后的醚液倒入具塞的锥形瓶(注意:保留水溶液)。加入无水 $MgSO_4$ 干燥乙醚混合液,静置 5 min。搭蒸馏装置,水浴除去乙醚后,换减压蒸馏装置,收集 169~172 ℃ 的馏分,即得呋喃甲醇,产量为 4~5 g。

3. 呋喃甲酸的制备

将 18 mL 25% 盐酸加入到经乙醚萃取后的水溶液,调节 pH=2~3;混合溶液用冰水充分冷却,析出淡黄色沉淀,抽滤,沉淀用少量水洗涤 1~2 次;用 25 mL 水重结晶所得的粗品,得白色针状结晶,即呋喃甲酸,产量 4~5 g。测所得晶体熔点,纯呋喃甲酸熔程为 133~134 ℃。

六、操作要点

1. 本反应在高温下有较多副产物产生,因此歧化反应要注意控制温度。

2. 乙醚因其沸点低,易挥发,易燃,易爆,并且其蒸气具有麻醉作用,故蒸馏时要求:① 检查蒸馏仪器各接口是否严密,如不紧密可以涂抹凡士林;② 接收瓶用冷水浴冷却;③ 避免明火,可用水浴加热。

3. 制备呋喃甲酸时,如酸化不完全,会影响产率。

七、思考题

1. 哪些实验方法可以对本实验中合成的固体化合物进行分离和纯化?

2. 哪些实验方法可以应用于本实验中合成的液体化合物的分离和纯化?

3. 萃取后的水溶液,如果不用 pH 试纸,怎样知道酸化已完全?

4. 是否所有的醛都能发生 Cannizzaro 反应?哪种醛可以发生该反应?

八、参考文献

刘峥,丁国华,杨世军. 有机化学实验绿色化教程[M]. 北京:冶金工业出版社,2010.

(赵云洁)

实验二十二

盐酸普鲁卡因溶液稳定性实验

一、实验目的

1. 掌握 pH 对盐酸普鲁卡因溶液稳定性的影响。
2. 熟悉薄层层析法在检查药物中杂质的应用。

二、背景介绍

$$H_2N-\!\!\!\!\bigcirc\!\!\!\!-COOCH_2CH_2N(C_2H_5)_2 \cdot HCl$$

化学名　对 – 氨基苯甲酸 – 2 – 二乙氨基乙酯盐酸盐

性　状　白色细微针状结晶或结晶性粉末，无臭，味微苦而麻。熔点为 153 ~ 157 ℃。易溶于水，溶于乙醇，微溶于氯仿，几乎不溶于乙醚。

盐酸普鲁卡因(procaine hydrochloride)属于短效酯类局部麻醉药，亲脂性低，对黏膜穿透力弱，作用强，毒性比可卡因低。在临床上主要用于浸润麻醉、脊椎及传导麻醉。注射液中加入微量的肾上腺素，作用时间可延长。

普鲁卡因属于酯类结构，在体内容易被酯酶水解，转变为对氨基苯甲酸和二乙氨基乙醇，所以作用时间短。

三、实验原理

含有 NH₂ 的苯环结构 COOCH_2CH_2N(C_2H_5)_2 · HCl ——NaOH/H_2O——> 含有 NH₂ 的苯环结构 COONa ＋ HOCH_2CH_2N(C_2H_5)_2 ＋ HCl

盐酸普鲁卡因溶液不稳定，易水解，生成对氨基苯甲酸钠和二乙氨基乙醇。温度和 pH 是主要影响因素。本品最稳定的 pH 为 3.4 ~ 4.0。在一定温度下，水解速度随 NaOH 浓度增加而加快。那么在一定的温度和 pH 下，普鲁卡因溶液的浓度与放置时间成反比。放置时间过长，容易失效。

四、仪器与试剂

层析用硅胶 GF_{254}，0.5 % CMC 溶液，0.2 % 对 – 氨基苯甲酸溶液，0.4 % 盐酸普鲁卡因溶液，0.1 mol·L^{-1} 盐酸，0.1 mol·L^{-1} NaOH，丙酮，1 % 盐酸，对 – 二甲氨基苯甲醛试液，甲醇，乳钵，玻璃板(5 cm×20 cm)，毛细管，层析缸，水浴锅，电吹风，紫外灯，显色剂喷雾器，pH 试纸，量筒(50 mL、100 mL)，烧杯(10 mL、50 mL、100 mL、200 mL)，小勺，滴管，格尺，分

液漏斗(50 mL),移液管(5 mL、10 mL)。

五、实验步骤

1. 薄层层析板的制备

取 2.5 g 硅胶 GF$_{254}$(层析用),加 7.5 mL 0.5 % CMC 溶液,在研钵中研磨成均匀糊状,铺在玻璃板(5×20 cm)上,阴干,备用。

2. 试液

标准液

① 0.2 % 对 – 氨基苯甲酸溶液——点样液 A。

② 0.4 % 盐酸普鲁卡因溶液——点样液 B。

供试液

① 取 0.4 % 盐酸普鲁卡因溶液 5 mL,以 0.1 mol·L^{-1} 盐酸调 pH 至 2～3,于沸水浴中加热 25 min,倾入 10 mL 烧杯备用,作为点样液 C。

② 取 0.4 % 盐酸普鲁卡因溶液 5 mL,以 0.1 mol·L^{-1} NaOH 调 pH 至 9～10,于沸水浴中加热 25 min,倾入 10 mL 烧杯备用,作为点样液 D。

3. 点样

制好的层析板活化后,在距层析板下缘 2.5 cm 处,分别用毛细管取点样液 A、B、C、D 点样,两个样点间相距 1 cm,距离边侧约 1 cm。

4. 展开

用体积比为 9:1 的丙酮和 1 % 的盐酸作为展开剂,置于密闭的层析槽中,饱和 30 min,将已点样的层析板放入层析槽,倾斜上行法展开,展开剂前沿与点样位置相距 10～15 cm 即可取出层析板,吹干。

5. 显色

用对 – 二甲氨基苯甲醛试液(对 – 二甲氨基苯甲醛 1 g 溶于 25 mL、30 % 盐酸和 75 mL 甲醇混合液中)喷雾显色,或在紫外分析灯下观看,用铅笔描出斑点位置。

6. 计算

根据点样原点到展开剂上行的前沿距离与点样原点到斑点中心距离相比求出比移值(R_f)。

六、操作要点

1. 自制硅胶板在使用之前需 105～110 ℃ 活化 30～40 min。

2. 点样前对点样板进行饱和处理。

3. 点样点要集中,直径 2～3 mm。

七、思考题

1. 盐酸普鲁卡因溶液的稳定性主要受哪些因素的影响?

2. 为什么用对 – 二甲氨基苯甲醛试液显色,有无其他显色方法?

3. 试述薄层层析法在药物分析中的用途。

八、参考文献

［1］仉文升,李安良. 药物化学［M］. 北京:高等教育出版社,1999.

［2］郑虎. 药物化学［M］. 北京:人民卫生出版社,2000.

［3］孙常晟. 药物化学［M］. 北京:中国医药科技出版社,1999.

［4］中华人民共和国药典委员会. 中华人民共和国药典. 北京:化学工业出版社,2005.

（刘剑敏）

实验二十三

磺胺醋酰钠的合成

一、实验目的

1. 通过磺胺醋酰钠的合成,掌握用控制 pH 和温度等条件纯化产品的方法。
2. 了解磺胺类药物的一般理化性质。

二、背景介绍

磺胺类药物是从偶氮染料发展得到的。Domagk 在 1932 年发现具有磺酰胺基的百浪多息对链球菌和葡萄球菌具有好的抑制作用,并在 1933 年报道了第一例百浪多息治疗葡萄球菌败血症的病例。磺胺类药物的发现,使死亡率高的肺炎、脑膜炎及败血症等细菌性疾病得到了很好控制,开创了化学治疗的新纪元。

磺胺醋酰钠(sulfacetamide sodium)为短效磺胺类药物,具有广谱抑菌作用。用于治疗结膜炎、沙眼及其他眼部感染。

化学名　N-[(4-氨基苯基)-磺酰基]-乙酰胺钠

性　状　白色结晶性粉末,无臭,味微苦。易溶于水,微溶于乙醇、丙酮。具有磺酰氨基(弱酸性)和芳伯氨基(弱碱性)的通性。

三、实验原理

对氨基苯磺酰胺在 pH 12～13 下,经乙酸酐酰化得到磺胺醋酰钠。在这一条件下得到不同程度的酰化产物。根据副产物的酸碱性不同,通过调酸调碱逐步除去杂质得到纯品磺胺醋酰。其合成路线如下图所示:

四、仪器与试剂

磺胺,醋酐,NaOH,95 % 乙醇,活性炭,盐酸,搅拌器,球形冷凝管,三颈瓶,减压过滤装置,熔点测定仪,pH 试纸,100 ℃温度计,量筒(50 mL、100 mL),烧杯(50 mL、100 mL、200 mL),天平,称量纸,滴管。

五、实验步骤

在装有搅拌棒和球形冷凝器的 100 mL 三颈瓶中,加入磺胺 17.2 g 和 22.5 % NaOH 22 mL,搅拌,水浴加热至 50 ℃,待全溶后,分次加入乙酸酐 13.6 mL 和 77 % NaOH 12.5 mL。首先,加入乙酸酐 3.6 mL、77 % NaOH 2.5 mL,随后,每次间隔 5 min,将剩余的 NaOH 和乙酸酐分 5 次交替加入。反应温度维持在 50 ~ 55 ℃,加毕,继续保温反应 30 min。反应毕,将反应液倾入 150 mL 烧杯中,加水 20 mL,用盐酸调 pH 至 7,于冷水浴中放置 30 min,并不时搅拌,析出固体,抽滤除去。滤液用盐酸调 pH 至 4 ~ 5,抽滤。

用 3 倍量(3 mL/g)10 % 盐酸溶解得到粉末,不时搅拌,滤除不溶物,滤液加少量活性炭脱色 10 min,抽滤,滤液用 40 % NaOH 调 pH 至 5,抽滤,压干。干燥后,测熔点。若产品不合格,可用热水(1∶1.5)精制。

将磺胺醋酰置入 50 mL 烧杯中,90 ℃热水浴,滴加计算量的 20 % NaOH 至恰好溶解(pH7 ~ 8),趁热转入烧杯中,放冷,析出结晶,抽滤,压干,干燥得本品。计算回收率。

六、操作要点

1. 交替加料很重要,以使反应始终保持 pH = 12 ~ 13。

2. 制备磺胺醋酰钠时,所加 NaOH 溶液的量应严格控制,按计算量加。磺胺醋酰钠水溶度大,制钠盐时,NaOH 量如果多于计算量,损失量大。必要时加少量丙酮,可使磺胺醋酰钠析出。

3. 按实验步骤严格控制每步的 pH,有利于除去杂质。

七、思考题

1. 磺胺类药物具有哪些性质?

2. 酰化反应过程中,pH = 7 时析出的固体是什么? pH = 5 时析出的固体是什么? 在 10 % 盐酸中的不溶物是什么? 并解释之。

3. 本反应中碱性过强其结果是磺胺较多,而磺胺醋酰次之,双乙酰物较少;碱性过弱其结果是磺胺双醋酰较多,磺胺醋酰次之,而磺胺较少,这是为什么?

八、参考文献

[1] 上海医药工业. 上海医药产品生产工艺汇编[M]. 上海:上海市医药工业出版社,1972:25.

[2] Crossley ML,Northey EH,Martin EH. Sulfanilamide derivativ - es. IV. N1,N4 - dia-cylsulfanilamides and N1 - acylsulfanilamides[J]. J. Am. Chem. Soc,1939,(10),2950 - 2955.

[3] 津田恭介. 新医药品的合成法(下)[M]. 东京:地人书馆株式会社,1972:729.

(刘剑敏)

实验二十四

安息香的辅酶合成

一、实验目的

1. 学习安息香缩合的原理,掌握安息香缩合反应操作方法。
2. 了解酶催化反应的特点,熟悉以辅酶维生素 B_1 为催化剂的安息香缩合原理及方法。

二、背景介绍

酶是由细胞产生的组成成分,能在细胞内外起催化作用。酶的催化效率和特异性非常高,是一般化学催化剂的 $10^6 \sim 10^{19}$ 倍。但是,酶对温度、酸碱度及能引起蛋白质变性的因素很敏感。

酶的催化作用分三步进行。首先,底物结合到酶的活性部位上,生成酶-底物复合物;第二步,在酶-底物复合物内进行催化反应,生成产物-酶复合物;第三步,产物脱离活性部位,使酶能催化另一分子底物的反应。下图可表示之:

$$E + S \rightleftharpoons E \cdot S \rightleftharpoons E \cdot P \rightleftharpoons E + P$$

酶按化学组成可分为单纯酶和结合酶两类。单纯酶的催化反应时由其蛋白质结构所决定的;而结合酶的催化活性,除了蛋白质外,还需要非蛋白质的有机分子,这种有机分子被称为辅助因子或辅酶。大多数维生素特别是 B 族维生素是组成辅酶或辅基的成分。

三、实验原理

安息香合成路线:

$$2 \bigcirc\!\!\!\!-CHO \xrightarrow[60\sim75℃]{VB_1} \text{（安息香）}$$

维生素 B_1 在本反应中起催化作用的最主要部分是噻唑环,该环 C2 上的质子受氮原子和碳原子影响,具有明显的酸性。在碱性条件下,产生负碳离子活性中心,进而与邻位带正电荷的氮原子形成稳定的内鎓盐或叶立德(ylide)。叶立德与一分子醛生成中间体烯醇加合物,继而与另一分子醛形成新的加合物,最后辅酶离解得到安息香。

硫胺素(thiamine),也称维生素B_1

维生素 B_1 酶催化反应机理图如下所示:

四、仪器与试剂

维生素 B_1,苯甲醛(新蒸),3 mol·L^{-1} NaOH,95 % 乙醇,磁力搅拌器。

五、实验步骤

向 100 mL 圆底烧瓶中加入 1.7 g 维生素 B_1 和 4 mL 水,磁力搅拌溶解,加入 15 mL 95 % 乙醇,冰浴中冷却。另取 3 mol·L^{-1} NaOH 3 mL 于一试管中,也置于冰浴中预冷。5 min 内将 NaOH 溶液逐滴加入烧瓶中。

取 10 mL 新蒸的苯甲醛,加入反应混合物中,于 70~80 ℃ 水浴上加热 90 min,测定此时溶液 pH,经冰浴冷却即有白色晶体析出。抽滤,用 50 mL 冷水洗涤晶体,干燥,称重。

用 95 % 乙醇重结晶,6 mL/g。纯化后产物为白色晶体,干燥,称重,测熔点。

六、操作要点

1. 维生素 B_1 受热易变质,失去催化作用,应在低温保存。

2. 维生素 B_1 碱性条件下噻唑环易开环失效,因此反应前维生素 B_1 溶液及 NaOH 溶液须预冷。

3. 苯甲醛极易被空气中的氧所氧化,所以应使用新蒸馏的苯甲醛。

4. 本反应 pH 是该实验成败的关键,一定要仔细调节。

七、思考题

1. 酶催化反应与化学催化反应有何相同与不同?

2. 为什么要在维生素 B_1 中加入 NaOH 溶液?

3. 为什么加入苯甲醛后,反应混合液 pH 要保持在 9~10? pH 过低有何不妥?

八、参考文献

[1] 仉文升,李安良. 药物化学[M]. 北京:高等教育出版社,1999.

[2] 郑虎. 药物化学[M]. 北京:人民卫生出版社,2000.

[3] 孙常晟. 药物化学[M]. 北京:中国医药科技出版社,1999.

(刘剑敏)

实验二十五

抗癫痫药——苯妥英锌的合成

一、实验目的

1. 掌握二苯羟乙酸重排的反应机制。
2. 掌握 $FeCl_3$ 氧化的方法。

二、背景介绍

苯妥英锌（phenytoin-Zn）可作为抗癫痫药,主要用于治疗癫痫大发作,也可用于三叉神经痛。苯妥英钠水溶液碱性强（pH>12）,肌肉注射部位产生沉淀,静脉注射易引起静脉炎,所以限制了其应用。另外,苯妥英钠吸湿性较强,给生产、贮存和应用带来困难。而本品为弱酸弱碱盐,pH 5~7,所以口服和注射刺激性较苯妥英钠小。

化学名　5,5-二苯基乙内酰脲锌
性　状　白色粉末,微溶于水,不溶于乙醇、氯仿、乙醚等。熔点 222~227 ℃（分解）。

三、实验原理

安息香经 $FeCl_3$ 氧化为脱氧安息香,碱性条件下重排为二苯羟乙酸,再与尿素缩合得到苯妥英钠。以盐酸调节 pH 得到游离苯妥英,在氨水弱碱性条件下与 $ZnSO_4$ 作用成苯妥英锌。

合成路线如下图所示:

四、仪器与试剂

氨水,乙醇,活性炭,乙酸,安息香,尿素,$FeCl_3 \cdot 6H_2O$,20 % NaOH,10 % HCl,$ZnSO_4 \cdot 7H_2O$,熔点测定仪,球形冷凝管,圆底烧瓶(100 mL、250 mL),减压过滤装置,量筒(10 mL、50 mL、100 mL),烧杯(50 mL、100 mL、200 mL),石棉网,滴管,pH 试纸,天平,称量纸。

五、实验步骤

1. 联苯甲酰的制备

向装有球形冷凝器的 250 mL 圆底烧瓶中,加入 $FeCl_3 \cdot 6H_2O$ 14 g、乙酸 15 mL、水 6 mL。加热沸腾 5 min,稍冷,加入 2.5 g 安息香,回流 50 min。稍冷后加水 50 mL,再加热至沸,放冷析出黄色固体,抽滤,结晶用少量冷水洗,烘干,得粗品,测熔点。

2. 苯妥英的制备

向装有球形冷凝器的 100 mL 圆底烧瓶中,加入联苯甲酰 2 g,尿素 0.7 g,20 % NaOH 6 mL,50 % 乙醇 10 mL,加热回流 30 min,然后将其倒入 60 mL 沸水中,加 0.3 g 活性炭,加热脱色 10 min,放冷后抽滤。滤液用 10 % HCl 调节 pH 6,析出结晶,抽滤,结晶用少量冷水洗,烘干。

3. 苯妥英锌的制备

称 0.5 g 苯妥英于 50 mL 烧杯中,加入氨水(15 mL 氨水 + 10 mL 水),尽量使苯妥英溶解,如有不溶物,抽滤除去。取 0.3 g $ZnSO_4 \cdot 7H_2O$ 加 3 mL 水,搅拌使其溶解,然后加到苯妥英氨水溶液中,得到白色沉淀,抽滤,用少量冷水洗涤,烘干,称重,计算回收率,测熔点(分解点)。

六、操作要点

1. 合成联苯甲酰时,直火加热到中沸,通过测其熔点控制质量。
2. 苯妥英锌的分解点比较高,测定时需细心观察。

七、思考题

1. 二苯羟乙酸重排的反应机制是怎样的?
2. 本反应为什么不直接利用第二步反应中得到的苯妥英钠,同 $ZnSO_4$ 反应合成苯妥英锌,而是把苯妥英钠制成苯妥英后,再与氨水和 $ZnSO_4$ 作用来制得苯妥英锌?

八、参考文献

[1] 杨仕豪,李莉萍,杨建文. 苯妥英钠的合成工艺改进[J]. 中国医药工业杂志,1995,1:4.

[2] 蒲其松,李毓倩,崔刚,等. 苯妥英锌的制备及初步药理学研究[J]. 中国医药工业杂志,1991,22(7):308.

[3] 上海市医药工业公司,上海医药工业研究院. 上海医药产品生产工艺汇编[M]. 上海:上海市医药工业出版社,1972.

［4］ 仉文升,李安良. 药物化学［M］. 北京:高等教育出版社,1999.

［5］ 郑虎. 药物化学［M］. 北京:人民卫生出版社,2000.

（刘剑敏）

实验二十六

美沙拉秦的合成

一、实验目的

1. 掌握硝化、还原反应的基本操作技能。
2. 熟悉水杨酸类药物的化学性质及其药理作用。

二、背景介绍

美沙拉秦的化学名为5－氨基－2－羟基苯甲酸,又名马沙拉秦。美沙拉秦可以抑制引起炎症的前列腺素的合成和炎性介质白三烯的形成,从而对肠黏膜的炎症起显著抑制作用。对有炎症的肠壁的结缔组织效果更佳。用于溃疡性结肠炎、溃疡性直肠炎和克罗恩病,有轻度胃肠道不适反应。

三、实验原理

美沙拉秦以水杨酸为原料,经硝化、还原合成反应得到。

$$
\text{(水杨酸结构式)} \xrightarrow{HNO_3} \text{(5-硝基水杨酸结构式)} \xrightarrow{Fe/HCl} \text{(美沙拉秦结构式)}
$$

四、仪器与试剂

三颈烧瓶,调速搅拌器,温度计,球形冷凝管,抽滤瓶,自动电热套,烧杯,布氏漏斗,表面皿,水杨酸,浓 HNO_3,乙酸,还原铁粉,浓盐酸。

五、实验步骤

1. 水杨酸的硝化

在装有搅拌、滴液漏斗和回流冷凝管(附有空气导管)的三颈烧瓶中,加入 7 g 水杨酸,15 mL 水和1.5 mL 乙酸,搅拌,于50 ℃下滴加浓 HNO_3 0.5 mL,升温至70 ℃时继续缓慢滴加5.5 mL 浓 HNO_3,控制温度70～80 ℃保温反应 1 h。倒入 80 mL 冰水中,放置 1 h 后抽滤,取滤渣加水75 mL加热至全部溶解,趁热抽滤,滤液冷却得淡黄色结晶,抽滤得5－硝基水杨酸,熔点 227～230 ℃。

2. 美沙拉秦的制备

在装有搅拌、温度计和回流冷凝管的三颈烧瓶中,加入 25 mL 水、盐酸 1.5 mL 和铁粉1.6 g,加热至沸腾。交替加入 2.4 g 铁粉和5－硝基水杨酸 1 g,保温搅拌反应 1 h,稍冷用40 % NaOH 溶液调 pH 至 10,抽滤水洗。合并滤液和洗液,加入 1.3 g 保险粉,抽滤,滤液用

40% H_2SO_4 调 pH 至 2~3,析出固体,过滤得美沙拉秦粗品。将粗品加入至 100 mL 水中,再加入 H_2SO_4 4.5 mL 加热至固体全部溶解,加入活性炭,脱色 10 min,趁热抽滤,冷却,滤液用浓氨水调 pH 至 2~3,析出固体,过滤、水洗、干燥得精品,熔点 274~280 ℃。

六、操作要点

1. 硝化为放热反应,滴加 HNO_3 时应缓慢滴加。
2. 趁热过滤速度宜快,防止产物析出。

七、思考题

1. 硝化反应中主要副反应有哪些? 副产物是如何分离的?
2. 还原反应处理中用加入保险粉的作用是什么?

八、参考文献

[1] 郑玉梅,金锡然. 美沙拉嗪的合成[J]. 黑龙江医药,1999,4(12):204-205.

[2] 贾建洪,盛卫坚,陈斌. 5-硝基水杨酸的合成新工艺研究[J]. 浙江工业大学学报,2005,33(1):96-99.

[3] 陈邦银,张汉萍,曹蕾,等. 抗结肠炎药美沙拉嗪的合成及结构鉴定[J]. 华中科技大学学报,2002,31(2):163-164.

(郭 平)

实验二十七

止喘药——琥珀酸喘通的合成

一、实验目的

1. 掌握药物成盐形式转换方法。
2. 熟悉平喘药物喘通的化学性质。

二、背景介绍

琥珀酸喘通的化学名为 1-(邻氯苯基)-2-异丙氨基乙醇丁二酸盐,通常为无色透明菱状结晶,极易溶于水,易溶于乙醇,难溶于乙醚、丙酮,熔点 171.5～173 ℃。喘通为 β_2 受体兴奋剂药物,对游离组织胺、乙酰胆碱等神经化学介质引起的支气管痉挛有较好的缓解作用,也有部分患者出现心悸、手颤等症状。盐酸喘通在体内代谢较快,12 h 即从尿液中排除 80%～90%。已有文献报道琥珀酸具有一定平喘作用,为克服盐酸喘通副作用并使药效缓和持久,将之制成琥珀酸喘通。

三、实验原理

琥珀酸喘通利用盐酸喘通为原料,用琥珀酸盐置换盐酸盐得到琥珀酸喘通。

四、仪器与试剂

水浴锅,抽滤瓶,烧杯,布氏漏斗,盐酸喘通,琥珀酸钠。

五、实验步骤

称取盐酸喘通 4.5 g,溶于 5 mL 水中,水浴中温热制成饱和溶液。另称取琥珀酸钠 4.9 g 溶于 5 mL 水中,制成饱和溶液。然后在不断搅拌下,将盐酸喘通溶液加入到琥珀酸钠溶液中,缓慢析出琥珀酸喘通的结晶,过滤,结晶用少量水迅速洗涤。干燥,测熔点,计算回收率。

六、操作要点

1. 制取盐酸喘通饱和溶液用水量不宜过多。
2. 将盐酸喘通溶液加入到琥珀酸钠溶液中,顺序不可加反。

七、思考题

1. 由喘通盐酸盐制成琥珀酸盐,是什么原理?

2. 琥珀酸喘通结晶为什么需要用水快速洗涤?不洗是否可以?会残留什么杂质?

八、参考文献

[1] 孙铁民. 药物化学实验[M]. 中国医药,北京:科学出版社,2008.

[2] 顾学裘,滕彩文,钱文心,等. 前体药物琥珀酸喘通与双羟萘酸喘通的研究[J].
中国医药工业杂志,1981,10:25-26.

（郭　平）

实验二十八

解热镇痛药——扑热息痛的合成

一、实验目的

1. 掌握扑热息痛的性状、特点和化学性质。
2. 掌握常见酰化反应原理及酰化剂的选择。
3. 熟悉还原反应中还原剂的选择。

二、背景介绍

扑热息痛化学名为 N-（4-羟基苯基）-乙酰胺，类白色结晶性粉末，无臭，味微苦。易溶于乙醇、丙酮，略溶于热水，微溶于水。水溶液呈弱酸性。熔点 168～172 ℃。扑热息痛为解热镇痛药，常用于感冒、牙痛、风湿痛、神经痛等症，商品名称有百服宁、必理通、泰诺、醋氨酚等，是最常用的非抗炎解热镇痛药，解热作用与阿司匹林相似，镇痛作用较弱，无抗炎抗风湿作用，是乙酰苯胺类品种中最好的药物。

三、实验原理

扑热息痛是由对硝基苯酚经铁粉还原得对氨基苯酚，再经乙酸酐酰化反应制得。

$$O_2N\text{—}\langle\text{benzene}\rangle\text{—OH} \xrightarrow[NH_4Cl]{Fe} H_2N\text{—}\langle\text{benzene}\rangle\text{—OH} \xrightarrow{(CH_3CO)_2O} H_3COCNH\text{—}\langle\text{benzene}\rangle\text{—OH}$$

四、仪器与试剂

三颈烧瓶，调速搅拌器，温度计，球形冷凝管，抽滤瓶，自动电热套，烧杯，布氏漏斗，表面皿，对硝基苯酚，还原铁粉，NH_4Cl，乙酸酐。

五、实验步骤

1. 对氨基苯酚的制备

在装有搅拌、温度计和回流冷凝管的三颈烧瓶中投入 0.15 mmol（21 g）对硝基苯酚、5 g NH_4Cl 和 3 g 还原铁粉，加入 50 mL 水，开动搅拌，加热回流 3 h。趁热抽滤，滤渣用沸水洗涤 2 次，滤液用冰水浴冷却至室温。滤出固体，干燥，称重。

2. 扑热息痛的制备

取上步所得的对氨基苯酚 15 g 和 10 mL 水加入到 50 mL 圆底烧瓶中，摇匀成混悬液后加入乙酸酐 15 mL，加热回流至固体全部溶解后，继续回流 10 min。冷却结晶，过滤、水洗、干燥称重，计算回收率。

六、操作要点

1. 使用机械搅拌,转速宜快,通常在 250~350 r/min。
2. 加热必须较慢,否则易暴沸。

七、思考题

1. 常见硝基化合物还原方法还有哪些? 比较各方法的优缺点。
2. 为什么本实验中主要得到氨基酰化产物而不是羟基酰化产物?
3. 用乙酸酐和乙酸作酰化剂有何区别? 本反应中主要有什么副反应产生?

八、参考文献

[1] 赵海,王纪康. 对乙酰氨基苯酚的合成进展[J]. 化工技术与开发,2004,33(1):17-21.

[2] 严新焕,徐世威. 对氨基苯酚的制备[J]. 中国医药工业杂志,1998,29(6):277-278.

(郭　平)

实验二十九

扑炎痛的合成

一、实验目的

1. 通过乙酰水杨酰氯的制备，了解氯化试剂的选择及操作中的注意事项。
2. 通过本实验了解拼合原理在化学结构修饰方面的应用。
3. 通过本实验了解酯化反应方法。

二、背景介绍

扑炎痛为一种新型解热镇痛抗炎药，是由阿司匹林和扑热息痛经拼合原理制成，它既保留了原药的解热镇痛功能，又减小了原药的毒副作用，并有协同作用。适用于急、慢性风湿性关节炎，风湿痛，感冒发热，头痛及神经痛等。扑炎痛化学名为 2 – 乙酰氧基苯甲酸 – 乙酰氨基苯酯，白色结晶性粉末，无臭无味。熔点为 174 ~ 178 ℃，不溶于水，微溶于乙醇，溶于氯仿、丙酮。

三、实验原理

扑炎痛以阿司匹林和扑热息痛为原料合成，阿司匹林与氯化亚砜反应制备乙酰水杨酰氯，再与扑热息痛酯化得到扑炎痛。

$$\text{（结构式）} + SOCl_2 \longrightarrow \text{（结构式）} + SO_2 + HCl$$

$$\text{（结构式）} + NaO\text{—}\bigcirc\text{—}NHCOCH_3 \longrightarrow \text{（结构式）}$$

四、仪器与试剂

圆底烧瓶，调速搅拌器，温度计，球形冷凝管，导气管，抽滤瓶，烧杯，布氏漏斗，滴液漏斗，阿司匹林，扑热息痛，氯化亚砜，吡啶，NaOH。

五、实验步骤

1. 乙酰水杨酰氯的制备

在干燥的 100 mL 圆底烧瓶中，依次加入 2 滴吡啶，10 g 阿司匹林，5.5 mL 氯化亚砜，迅速按上球形冷凝器（顶端附有 CaCl₂ 干燥管，干燥管连有导气管，导气管另一端通到水池下水口）。置油浴上慢慢加热至 70 ℃（10 ~ 15 min），维持油浴温度在 70 ± 2 ℃反应 70 min，冷却,加入无水丙酮 10 mL,将反应液倾入干燥的 100 mL 滴液漏斗中,混匀,密闭备用。

2. 扑炎痛的制备

在装有搅拌棒及温度计的 250 mL 三颈瓶中,加入扑热息痛 10 g,水 50 mL。冰水浴冷至 10 ℃ 左右,在搅拌下滴加 NaOH 溶液(NaOH 3.6 g 加 20 mL 水配成,用滴管滴加)。滴加完毕,在 8～12 ℃ 之间,在强烈搅拌下,慢慢滴加上次实验制得的乙酰水杨酰氯丙酮溶液(在 20 min 左右滴完)。滴加完毕,调至 pH≥10,控制温度在 8～12 ℃ 之间继续搅拌反应 60 min,抽滤,水洗至中性,得粗品,计算收率。

3. 精制

取粗品 5 g 置于装有球形冷凝器的 100 mL 圆底瓶中,加入 10 倍量(W/V)95 % 乙醇,在水浴上加热溶解。稍冷,加活性炭脱色(活性炭用量视粗品颜色而定),加热回流 30 min,趁热抽滤(布氏漏斗、抽滤瓶应预热)。将滤液趁热转移至烧杯中,自然冷却,待结晶完全析出后,抽滤,压干;用少量乙醇洗涤两次(母液回收),压干,干燥,测熔点,计算收率。

六、操作要点

1. 酰氯化反应为无水反应,所用仪器必须事先干燥。反应中释放 SO_2 和 HCl,刺激性强,应用碱液吸收。

2. 第二步反应中,乙酰水杨酰氯丙酮溶液应缓慢滴加,且滴液漏斗也要事先干燥。

七、思考题

1. 乙酰水杨酰氯的制备,操作上应注意哪些事项?

2. 制备扑炎痛时,为什么采用先制备对乙酰氨基酚钠,再与乙酰水杨酰氯进行酯化,而不直接酯化?

3. 通过本实验说明酯化反应在结构修饰上的意义。

八、参考文献

[1] 艾庆霞. 贝诺酯合成工艺的改进[J]. 中国医药工业杂志,1995,26(12):532–533.

[2] 沈广志,邹桂华,才玉婷,等. 消炎镇痛药贝诺酯的合成[J]. 辽宁化工,2009,38(2):94–95.

(郭　平)

实验三十

局部麻醉药——苯佐卡因的合成

一、目的要求

1、掌握氧化、酯化和还原反应的原理及基本操作。

2、通过苯佐卡因的合成，了解多步反应合成药物的基本过程。

二、背景介绍

最早的局部麻醉药是从秘鲁野生的灌木植物古柯叶子中提取出来的生物碱——古柯碱，又叫可卡因（cocaine）。

早于 16 世纪，西班牙探险家们便注意到南美土著可用咀嚼古柯叶子来提神。1855 年至 1860 年间，两位德国科学家弗里德里希·格德克（Friedrich Gaedcke）和阿尔伯特·尼曼（Albert Niemann），提炼出单独的植物碱，尼曼将其命名为"可卡因"，并且发现其有苦味，能使舌头产生麻木感。1880 年，von Anrep 发现，皮下注射可卡因后，可使皮肤麻木，对扎针也没有感觉，人们进一步研究这一现象，逐渐认识到可卡因的麻醉作用，并很快被用作局部麻醉药应用在牙科手术和外科手术中。但可卡因散瞳，容易上瘾；中枢神经系统毒性的严重的副作用。在弄清了可卡因的结构和药理作用之后，寻找它的代用品成为必然。1895 年由索尔科斯基（Salkowski）首先合成苯佐卡因，这是人类合成的第一个局部麻醉药，从此人类摆脱了局部麻醉药依赖天然植物的历史。目前英国、美国、德国、比利时、日本、中国药典均有收载。

以苯佐卡因为基础可以合成奥索仿（orthoform）、奥索卡因（orthocaine）和新奥索仿（new orthoform）等麻醉药物，但由于溶解度小，主要用于外用；通过对可卡因结构的研究和苯佐卡因的优化，终于在 1904 年开发出了普鲁卡因，确定了简单的局部麻醉药的基本结构。新型局部麻醉药具有稳定性好、起效快、持续时间长和副作用小等优点，广泛使用于外科手术中。

苯佐卡因化学名为对氨基苯甲酸乙酯，化学结构式为：

$$H_2N- \!\!\!\!\bigcirc\!\!\!\!-COOC_2H_5$$

苯佐卡因为白色结晶性粉末，无臭，味微苦，随后有麻痹感，熔点为 88～90 ℃，易溶于乙醇、三氯甲烷或乙醚，在脂肪油中略溶，极微溶于水；在稀酸中溶解。遇光色渐变黄。

苯佐卡因是一种非水溶性的局部麻醉药，很早就在临床上应用，外用为撒布剂，主要用于手术后创面、溃疡面、黏膜表面及痔疮的麻醉止痛、一般性瘙痒等；其软膏还可用作鼻咽导管、内镜等润滑止痛。

苯佐卡因作用的特点是：起效迅速，30 s 左右即可产生止痛作用，但维持时间短，约

15 min;对黏膜无渗透性,毒性低,不会影响心血管系统和神经系统,这是苯佐卡因优于其他表面麻醉药的突出之点。

另外还可用作紫外线吸收剂,主要用于防晒类和晒黑类化妆品,对光和空气的化学性稳定,对皮肤安全,还具有在皮肤上成膜的能力。也可用于塑料和涂料等生产中。

三、实验原理

苯佐卡因的合成有多种路线,本实验采用一条比较经济合理的路线,以对硝基甲苯为起始原料,经氧化、酯化、还原等反应,最终得到苯佐卡因。合成路线如下:

四、仪器与试剂

搅拌装置,三颈瓶,滴液漏斗,油浴,减压过滤装置,球形冷凝管,研钵,干燥管,分液漏斗,圆底烧瓶,培养皿,对硝基甲苯,$NaCr_2O_7$,浓 H_2SO_4,$NaOH$,无水乙醇,$CaCl_2$,Na_2CO_3,盐酸,还原铁粉,乙酸,NH_4Cl,氯仿,95 % 乙醇,活性炭。

五、实验步骤

1. 对硝基苯甲酸的制备

在装有搅拌棒和球形冷凝管的 250 mL 三颈瓶中,加入 23.6 g $NaCr_2O_7$(含两分子结晶水),50 mL 水,搅拌使 $NaCr_2O_7$ 溶解,然后加入 8 g 对硝基甲苯,用滴液漏斗缓慢滴加 32 mL 浓 H_2SO_4。滴加完毕后,开始加热,保持反应微沸 60 ~ 90 min。冷却后,将反应液倾入 80 mL 冷水中,抽滤,滤渣用 45 mL 水分三次洗涤。转移滤渣到烧杯中,加入 5 % $H_2SO_4$35 mL,沸水浴加热 10 min,并不时搅拌,冷却后抽滤。滤渣转移到 70 mL 温热的 5 % $NaOH$ 溶液中,搅拌几分钟后,在 50 ℃ 左右抽滤。滤液加入活性炭脱色 5 ~ 10 min,趁热抽滤,冷却,充分搅拌下,将滤液缓慢倒入 50 mL 15 % H_2SO_4 中,抽滤,洗涤,干燥得到对硝基苯甲酸。

2. 对硝基苯甲酸乙酯的制备

向干燥的 100 mL 圆底烧瓶中加入 6 g 对硝基苯甲酸,24 mL 无水乙醇,搅拌下逐渐加入浓 H_2SO_4 2 mL,混合均匀,装上球形冷凝管和 $CaCl_2$ 干燥管,油浴加热回流 80 min(控制油浴温度 100 ~ 120 ℃);稍冷,充分搅拌下,将反应液倾入到 100 mL 水中,抽滤;滤渣转移至研钵中,研细,加入 5 % Na_2CO_3 溶液 10 mL,研磨 5 min,测 pH(呈碱性),抽滤,洗涤,干燥,测定熔点。

3. 对氨基苯甲酸乙酯的制备

A 法:取 250 mL 三颈瓶,装上搅拌棒及球形冷凝管,加入已经处理过的铁粉 8.6 g,2.5 mL乙酸和 35 mL 水,开始搅拌,加热至 95 ~ 98 ℃ 进行反应 5 min,稍冷,加入 6 g 对硝基苯甲酸乙酯和 95 % 乙醇 35 mL,剧烈搅拌下,回流 90 min。稍冷,在搅拌下分次加入温热的

Na_2CO_3 饱和溶液,搅拌片刻,立即抽滤(需预热布氏漏斗),滤液自然冷却,析出结晶,抽滤,稀乙醇洗涤,干燥,得苯佐卡因粗品。

B 法:取 100 mL 三颈瓶,装上搅拌棒及球形冷凝管,加入 4.3 g 铁粉,0.7 g NH_4Cl,25 mL 水,加热至微沸,活化 5 min。稍冷,缓慢加入 5 g 对硝基苯甲酸乙酯,充分激烈搅拌,回流 90 min。然后,待反应液冷至 40 ℃ 左右,用 Na_2CO_3 饱和溶液调 pH 至 7~8,加入 30 mL 氯仿,搅拌 3~5 min,抽滤;三颈瓶及滤渣用 10 mL 氯仿洗涤,抽滤,合并滤液,转移到 100 mL 分液漏斗中,静置分层,水层弃去,氯仿层用 5% 盐酸萃取,90 mL 分三次,合并萃取液(氯仿回收),再用 40% NaOH 溶液调 pH 至 8,析出结晶,抽滤,干燥,得苯佐卡因粗品。

4. 苯佐卡因精制

在 100 mL 圆底烧瓶中加入苯佐卡因粗品,10~15 倍(mL/g)50% 乙醇,装上球形冷凝管,水浴加热溶解。稍冷,加活性炭回流脱色 20 min,趁热抽滤(预热布氏漏斗、抽滤瓶)。滤液趁热转移至烧杯中,自然冷却,等待结晶完全析出后,抽滤,30% 乙醇洗涤两次,干燥,测熔点,计算产率。

5. 结构确证

可通过以下几种方法对结构确证:① 红外吸收光谱;② 标准物 TLC 对照法;③ 核磁共振光谱法。

六、操作要点

1. 本氧化反应十分激烈。采用机械搅拌和滴加 H_2SO_4 的方法可使反应较平稳、安全。装置安装完毕后应经教师检查无误后再加料使用。

2. 滴液漏斗在使用前要检查密封性。

3. 滴加 H_2SO_4 时若烧瓶内有较多白色烟雾或火花出现,应迅速减慢或暂停滴加,必要时可用冷水浴冷却烧瓶。

4. 氧化反应期间,如冷凝管中析出对硝基甲苯白色针状晶体,可适当关小冷凝水,使其熔解流下。

5. 也可将水加入烧瓶中,可以充分利用搅拌器。

6. 5% NaOH 处理反应式为:$Cr_2(SO_4)_3 + 6NaOH \rightarrow 2Cr(OH)_3 + 3Na_2SO_4$,$Cr(OH)_3$ 是两性物质,温度较高时又会溶于碱:$2Cr(OH)_3 + NaOH \rightarrow NaCrO_2 + 2H_2O$,因此加热溶解时温度须在 60 ℃ 以下。

7. 用 5% NaOH 处理滤渣,过滤时温度应保持在 50 ℃ 左右,若温度过低,对硝基苯甲酸钠就会析出而被滤去;若温度过高,原料对硝基甲苯熔解,不能除去。

8. 对硝基苯甲酸也可用升华法精制。

9. 酯化反应必须在无水条件下进行。要求原料、仪器、量具均干燥无水;反应期间避免水进入反应瓶。

10. 酯化反应中如析出颗粒很细,可直接用 5% Na_2CO_3 溶液在烧杯中洗涤。

11. 对硝基苯甲酸乙酯及对硝基苯甲酸均溶于乙醇,不溶于水。反应完毕,将反应液倾入水中,乙醇的浓度降低,两者都会析出,这种结晶方法称为稀释法。

12. 还原反应中,铁粉比重大,易沉于瓶底,必须搅拌起来,反应才能顺利进行,因此充分激烈搅拌是影响反应的重要因素。A 法中铁粉需预处理:10 g 铁粉置于烧杯中,加入 2 % 盐酸 25 mL,加热至微沸,抽滤,水洗至 pH 5 ~6,烘干,备用。

13. 滤集 Fe_3O_4 残渣中可能夹杂着少量产品,大量制备时可用热水或稀醇洗一次,以减少损失。

14. 水不宜加得太多。

七、思考题

1. 氧化反应完毕,从混合物中分离对硝基苯甲酸的原理是什么?
2. 酯化反应为什么需要无水操作?
3. 写出铁酸还原反应的机制。
4. 试提出合成苯佐卡因的其他路线并比较它们的优缺点。

八、参考文献

[1] 奚关根,赵长宏,高建宝. 有机化学实验[M]. 上海:华东理工大学出版社,1999.

[2] 李莉. 有机化学实验[M]. 北京:石油工业出版社,2008.

[3] 屠树滋. 有机化学实验与指导[M]. 北京:中国医药科技出版社,1993.

[4] 麦禄根. 有机化学实验[M]. 上海:华东师范大学出版社,2001.

[5] 蔡会武,曲建林. 有机化学实验[M]. 西安:西北工业大学出版社,2007.

[6] 廖蓉苏,丁来欣. 有机化学实验[M]. 北京:中国林业出版社,2004.

[7] 夏忠英. 有机化学实验[M]. 北京:中国中医药出版社,1996.

[9] 宗汉兴,毛红雷. 基础化学实验[M]. 杭州:浙江大学出版社,2007.

[10] 王世润,吴法伦,郭艳玲,等. 基础化学实验——有机及物化实验部分[M]. 天津:南开大学出版社,2002.

[11] 霍翼川. 化学综合设计实验[M]. 北京:化学工业出版社,2008.

[12] 杜志强. 综合化学实验[M]. 北京:科学出版社,2005.

[13] 丁常泽. 苯佐卡因的实验室合成方法研究[J]. 当代化工,2009,38(3): 228 – 229.

（杨新宇）

实验三十一

降压药——地巴唑的合成

一、实验目的

1. 掌握磺化、硝化、水解、中和及缩合的原理及基本操作技术。
2. 熟悉合成杂环药物的方法。

二、背景介绍

地巴唑化学名为 2 - 苄基苯骈咪唑盐酸盐,化学结构式为

$$\text{结构式} \cdot HCl$$

白色结晶性粉末,无臭,味苦咸;溶于热水(1∶20)及乙醇,微溶于丙酮、冷水中,难溶于氯仿、苯。地巴唑盐酸盐熔点 183～187 ℃,地巴唑游离碱熔点 189 ℃。

地巴唑对血管平滑肌有直接松弛作用,具有扩张血管、解除内脏平滑肌痉挛、神经麻痹症等作用。作为降压药,可用于轻度的高血压、心绞痛、先兆子痫、胃肠道痉挛和脑血管痉挛等。另外还有兴奋脊髓作用,用于脊髓灰质炎后遗症及外周性面瘫等。

三、实验原理

本实验以乙酰苯胺为起始原料,经磺化、硝化、水解、还原、缩合、精制等过程,最终得到地巴唑盐酸盐。合成路线如下:

$$\text{合成路线图}$$

四、仪器与试剂

搅拌器,三颈瓶,球形冷凝管,200 ℃温度计,锥形瓶,滴液漏斗,油浴,烧杯,减压过滤装置,培养皿,漏斗,蒸馏头,直型冷凝器,接收管,圆底烧瓶,砂浴,熔点仪,乙酰苯胺,发烟 H_2SO_4,Na_2CO_3,98 % H_2SO_4,发烟 HNO_3,40 % NaOH,精密 pH 试纸(0.4～4.5),Na_2S,苯乙

酸,活性炭,20 % 盐酸,10 % NaOH,冰,食盐。

五、实验步骤

1. 邻硝基苯胺的制备

（1）磺化

取 250 mL 三颈瓶,瓶外用少量冰水冷却,向烧瓶中加入 20 % 发烟 H_2SO_4 75 g,开动搅拌,至发烟 H_2SO_4 冷却到 10 ℃ 左右时,再分批加入乙酰苯胺(又名退热冰,用前在 80 ℃ 干燥过)25 g,加料过程中反应液温度不能超过 30 ℃。加完乙酰苯胺后改用水浴加热,使反应液温度保持在 65 ~ 70 ℃ 1 h,反应结束后加入 98 % H_2SO_4 42.5 g。

（2）硝化

取发烟 HNO_3 11.75 g 置于 100 mL 锥形瓶中,在冷却下慢慢加入浓 H_2SO_4 19 g,配成混合酸。将混合酸用冰冷却后,倒入滴液漏斗中。将装有磺化反应液的三颈瓶置于冰盐浴中,在搅拌下冷却至 0 ℃ 以下,然后慢慢滴加混合酸,滴加过程中反应温度不得超过 2 ℃,加完混合酸后继续保持 0 ℃ 以下搅拌 2 h。然后在冷却下,慢慢加入 25 mL 水。

（3）水解、中和

撤去冷却,将硝化反应液加热,并逐渐加入水调节回流温度(包括硝化反应后加入的 25 mL 在内,共需加水 50 mL 左右),在 156 ℃ 回流 1 h。水解反应后,稍冷,将反应液倒入冰水混合液(50 g 冰、10 mL 水)中,搅拌均匀,抽滤。滤渣用热水洗两次(包括三颈瓶)。合并洗涤液与滤液,再用 40 % NaOH 溶液中和至 pH 1.2,冷却至 30 ℃ 抽滤,滤饼用少量水洗涤,置培养皿中阴干,测熔点。

2. 邻苯二胺制备

在三颈瓶中加入 18 % Na_2S 水溶液,开动搅拌,加热至 60 ℃,缓慢分次加邻硝基苯胺,加毕,升温至 102 ℃ 左右,保持回流约 4 h。然后逐步降温,先用冷水,后用冰浴,最后降温至 5 ℃,保持 30 min,抽滤,产品用冰水洗涤一次。干燥后测熔点。

3. 地巴唑盐酸盐的制备

（1）邻苯二胺单盐酸盐制备

将 11.2 mL 浓盐酸稀释至 17.4 mL,取一半加入 50 mL 烧杯中,盖上表面皿,加热至近沸。搅拌下一次加入邻苯二胺,溶解后,再加入另一半盐酸和 1 g 活性炭,搅拌均匀,趁热抽滤。自然冷却,滤液析出结晶,抽滤,结晶用少量乙醇洗涤三次,得邻苯二胺单盐酸盐白色或粉红色针状结晶,干燥后测熔点。

（2）环合

在装有搅拌器、温度计和蒸馏装置的 100 mL 三颈瓶中,加入适量苯乙酸(按上一步产品产量计算,苯乙酸与邻苯二胺单盐酸盐的物质的量比为 1.06:1),砂浴加热,使内温升至 99 ~ 100 ℃。待苯乙酸熔化后,在搅拌下加入邻苯二胺单盐酸盐,然后升温至 150 ℃ 开始脱水,继续缓慢升温,160 ~ 240 ℃ 反应 3 h(主要在 200 ℃ 左右)。反应结束后,使反应液冷却到 150 ℃ 以下,搅拌下趁热慢慢向反应液中加入邻苯二胺单盐酸盐 4 倍量的沸水,溶解后,加活性炭脱色,趁热抽滤,冷却滤液,搅拌使之析出结晶(防止结成大块),抽滤,结晶用少量水洗三次,得地巴唑粗品。

（3）地巴唑的精制

烧杯中加入约为地巴唑湿粗品 5.5 倍量的水,加热煮沸,投入地巴唑粗品,溶解后,用 10 % NaOH 溶液调节到 pH 9,冷却,抽滤,结晶用少量蒸馏水洗至中性,得地巴唑精品。

4. 地巴唑盐酸盐的制备

（1）成盐

烧杯中加 50 mL 水和地巴唑,加热,搅拌,用 20 % 盐酸调节 pH 至 4 ~ 4.5,全溶后,加适量活性炭,在 75 ~ 80 ℃脱色 25 min,趁热抽滤,滤液冷至 5 ℃后,析出结晶,抽滤,结晶用少量冷水洗涤,得地巴唑盐酸盐粗品。

（2）盐的精制

地巴唑盐酸盐粗品加二倍量蒸馏水加热溶解,调节 pH 至 4 ~ 4.5,加适量活性炭在 75 ~ 80 ℃脱色,趁热抽滤,滤液冷却至 5 ℃后,析出结晶。抽滤,结晶用少量冰冷的蒸馏水洗涤,干燥,测熔点,计算回收率。

（五）结构确证

结构确证的方法包括:① 红外吸收光谱法;② 标准物 TLC 对照法;③ 核磁共振光谱法。

六、注意事项

1. 磺化反应中加乙酰苯胺时不宜过快,因为在 H_2SO_4 中乙酰苯胺溶解要有一个过程,如果加料过快,升温磺化时存在未溶解的乙酰苯胺,会造成反应激烈,不易控制,将乙酰苯胺研细可以加快溶解。

2. 磺化反应终点判断。取一支试管加入少量 Na_2CO_3 试液,加入反应液一滴,振摇,如不混浊表示反应结束。

3. 磺化反应液冷冻出现结晶,不影响硝化,但要求搅拌效果好,防止局部温度过高。

4. 滴加混合酸时,应严格注意反应温度,磺化反应液温度最好降至 −5 ℃以下再加混合酸。食盐和碎冰混合均匀,冷却效果比较好。

5. 水解、中和后,不可放置一段时间,温度也不宜过低,至 30 ℃左右应立即过滤,否则将析出 Na_2SO_4,难于处理。

6. 还原回流时,回流液由深黄色逐渐变浅,最后变为无色,表示还原完成,为保证反应完全,应在回流液为无色后,继续回流 30 min。

7. 邻苯二胺可溶于水(35 ℃时为 4.2 %),反应液应冷却至 5 ℃抽滤,为析出较大颗粒结晶,易于过滤,应继续搅拌。洗涤结晶时,水温要低,用量不要多。

8. 邻苯二胺纯度对缩合反应的影响很大,如邻苯二胺纯度低,需用水精制。

9. 邻苯二胺用盐酸溶解时,温度为 80 ~ 90 ℃即可,不宜过高,否则所生成的邻苯二胺单盐酸盐颜色较深。

10. 邻苯二胺单盐酸盐在水中溶解度较大,所用仪器应尽量干燥。产品干燥时,应先尽量除去大部分溶剂,然后再用红外灯烘干。如果产品长时间在红外灯下照射,易被氧化成浅红色。

11. 在环合反应过程中,可将出气口导至水槽,避免废气逸出到室内。

12. 升温速度要考虑两方面因素：一是升温过快,可能导致盐酸大量损失,在 160 ~ 200 ℃ 之间,可能产生大量气泡,导致溢出,故在升温时要注意观察;二是升温过慢,蒸出水的速度慢,反应时间长。一般是开始由 160 ℃ 逐渐升至 200 ℃,然后维持在 200 ℃ 左右,最后半小时由 200 ℃ 升至 240 ℃,但不得超过 240 ℃,否则会破坏邻苯二胺,生成黑色树脂状物,产率明显下降。

13. 反应液必须冷却到 150 ℃ 以下,才能加入沸水,以防反应瓶破裂。

14. 地巴唑制备时,10 % NaOH 应该滴加,速度不宜过快,并充分搅拌。如出现大块固体,应该捣碎,避免苯乙酸包在其中。

15. 在精制地巴唑时,结晶用少量蒸馏水洗至中性是为了洗去未反应的苯乙酸。

16. 地巴唑盐酸盐干燥时,先用 50 ~ 60 ℃ 干燥,然后再升温至 85 ~ 90 ℃ 干燥。直接用高温干燥,将出现产品熔化现象。

七、思考题

1. 地巴唑的合成中,是否可以不经磺化而直接硝化? 为什么?

2. 磺化反应对使用的仪器、试剂有什么要求?

3. 哪些因素影响磺化反应的进行? 乙酰苯胺的磺化应注意控制哪些条件?

4. 判断磺化反应终点的原理是什么?

5. 硝化反应中,温度超过规定的范围有什么影响?

6. 硝化反应中,搅拌情况好坏对产率有影响吗? 为什么?

7. 制备邻苯二胺单盐酸盐时,取半量盐酸加热近沸点,温度为什么不宜过高?

8. 环合反应温度太高有何不利? 为什么?

9. 精制地巴唑盐酸盐时,为什么先用碱游离,再做成盐酸盐? 直接用盐酸盐精制行不行? 为什么?

八、参考文献

[1] 中国医药工业公司,医药产品生产工艺汇编[M]. 第一集. 北京:中国医药工业公司,1966.

[2] Gilman H,Balt A. Organic synthesis collective Vol. 1[M]. New York:John Wiley. & Sons,1932.

[4] Gilman H,Balt A. 有机合成[M]. 第一集. 北京:科学出版社,1957.

[5] Gilman H,Balt A. 0rganic synthesis collective Vol. 2[M]. New York:John Wiley. & Sons,1932.

[6] Gilman H,Balt A. 有机合成[M]. 第二集. 北京:科学出版社,1957.

[7] Robert CE,Heterocyclic compounds:Five－membered heterocycles containing two hetero atoms and their benzo derivatives[M]. New York:John Wiley. & Sons,1950.

[8] 严琳. 药物化学实验[M]. 郑州:郑州大学出版社,2008.

（杨新宇）

实验三十二

局部镇痛药——三氯叔丁醇的合成

一、实验目的

掌握低温反应操作。

二、背景介绍

三氯叔丁醇别名三氯丁原醇、氯丁醇,为无色或白色结晶;有微似樟脑的特臭;易升华。易溶于热水,冷水中微溶。易溶于乙醇、甘油、氯仿、乙醚、丙酮、石油醚、冰乙酸和油类。熔点95~97 ℃(无水)、78 ℃(半水合物),沸点167 ℃,有毒。在碱性溶液中不稳定,在酸性溶液中较稳定。

三氯叔丁醇一般作为医药中间体使用;具有杀灭细菌和真菌的活性,是一种高效的防腐剂,广泛用于医药、食品、化妆品等领域,用5 %~10 %的软膏或1 %~2 %撒粉治疗皮肤瘙痒及其他皮肤刺激性疾患;口服还被用作镇静剂和局部止痛剂。1 %的液体石蜡溶液用于治疗鼻炎。也用于纤维素酯和醚的增塑剂。

主要副作用:心血管毒性,可使血压急剧下降;神经系统毒性:抽搐、意识丧失、呼吸抑制等;严重过敏反应。

三、实验原理

三氯叔丁醇的合成是一个比较简单的反应,而且目前的反应过程和结果都比较成熟。本实验以丙酮、氯仿为原料,KOH 为催化剂,由于氯的电负性较大,氯仿中的氢具有弱酸性,在碱性条件下形成碳负离子,和丙酮的羰基发生亲核加成反应,生成三氯叔丁醇。

$$H_3C-\underset{\underset{\parallel}{O}}{C}-CH_3 \ + \ CHCl_3 \ \xrightarrow{KOH} \ \underset{H_3C \ \ CH_3}{\overset{HO}{C}}-CCl_3$$

四、仪器与试剂

氯仿,丙酮,KOH,电热套,三口烧瓶,温度计,搅拌器,烧杯,布氏漏斗,冷凝管等。

五、实验步骤

将6 mL氯仿($CHCl_3$)与44 mL丙酮(CH_3COCH_3)加入250 mL三颈烧瓶中,将温度冷却至0 ℃,维持此温度边搅拌边加入1 g KOH,加入完毕后继续保持在0 ℃搅拌2 h,抽滤,滤液加热浓缩至没有蒸馏液滴出为止,停止加热,降温至25 ℃,加入冰水混合物中,缓慢搅拌,直至析出结晶,抽滤,滤饼用蒸馏水洗涤至无氯离子为止,在50~55 ℃下干燥约2 h,得到淡黄色或白色粉末,测定熔点。

六、操作要点

1. 氯仿必须保存在棕色的瓶子里,并放入柜中,以避免阳光直射,导致分解产生光气。

2. 此反应是一个放热反应,温度降低,对反应向着正方向进行有利,所以产率随温度的升高而降低。

七、思考题

1. 如何检验氯离子是否洗干净?

2. 为什么反应过程中会有氯离子的产生?试写出该反应机制。

（杨新宇）

实验三十三

药物中间体扁桃酸的拆分

一、实验目的

1. 掌握外消旋体的拆分方法、旋光度的测定和熔点仪的使用。
2. 熟悉外消旋体拆分在药物合成中的作用和意义。

二、背景介绍

（±）- 扁桃酸（mandelic acid）又名苦杏仁酸，化学名为 α - 羟基苯乙酸，是苦杏仁苷的水解产物之一，最早是由 J. W. Walker 和 V. K. Krieble 在 1909 年通过用稀盐酸水解苦杏仁苷而制得。扁桃酸及其衍生物在体内是肾上腺素和去甲肾上腺素被单胺氧化酶和儿茶酚胺 - O - 甲基转移酶的代谢产物。有机合成中扁桃酸是很好的对映体胺、醇的拆分试剂；可作为不对称还原、Diels - Alder 反应的手性范本；也可作为手性反应的起始物。扁桃酸还可用做药物合成中间体，在医药上用于合成环扁桃酸酯、头孢羟唑、羟苄唑、匹莫林等药物。早期扁桃酸主要用于抗菌的防腐剂，后研究表明，扁桃酸能提供使角质细胞连接丧失的换肤效果，与甘醇酸相比，苦杏仁酸对细纹的改善效果更佳；对于深肤色皮肤，使用高浓度甘醇酸或乳酸等果酸进行换肤手术，较容易增加刺激性而演变为皮肤发炎症性色素沉着；而扁桃酸与其他果酸相比，对于皮肤的刺激性较温和，因此发炎性色素沉着的机会便降低许多。

扁桃酸分子中有一个手性碳原子，因此有 R 型和 S 型两个对映体（enantiomer）。实验室中合成扁桃酸时，得到的产品为等量的 R 型和 S 型的混合物，无旋光性，这种由等量的对映体所组成的物质称为外消旋体（racemate）。由于两种组分的旋光度相同，旋光方向相反，旋光性恰好互相抵消，所以外消旋体不显旋光性。外消旋体常用符号（±）或 dl 表示。外消旋体的化学性质一般与旋光对映体相同，而物理性质则有差异，对偏振光的作用不同，一个使偏振光发生左旋，另一个使偏振光右旋。

常需设法将由合成得到的外消旋体中的两个对映体分离开，此过程称为外消旋体的拆分或拆解（resolution）。目前拆分的主要方法有晶种结晶法、化学法、色谱分离法和生物分离法。常见的化学法其主要原则是设法将一对对映体转成一对非对映体。由于后者具有不同的物理性质，便可采用常规分离手段分开。当非对映异构体分离后，再经一定方法处理使其转回成原来的对映体。目前，大多数拆分工作靠有光学活性的手性拆分试剂。这些试剂有的是人工合成的，也有很多是经酶催化的生物合成获得的天然产物。这些拆分试剂都是光学纯度为 100 % 的物质，最常见的是外消旋酸（或碱）的拆分，拆分过程表示如下：

$$50\% \begin{cases} (+)-酸 \\ (-)-酸 \end{cases} + \;(+)-碱 \begin{cases} (+)-酸-(+)-碱盐 \xrightarrow{\text{HCl}} (+)-酸 \\ (-)-酸-(+)-碱盐 \xrightarrow{\text{HCl}} (-)-酸 \end{cases}$$

外消旋体　　　　　　　　　　　　　　　非对映异构体

以上过程需经多次重结晶才能完成全部拆分工作。选择的拆分剂及重结晶溶剂要合适。外消旋扁桃酸可用碱性拆分剂与其成盐。常用的碱性拆分剂有人工合成的,如 α – 苯基乙胺,及来自植物体的生物碱如(–)–麻黄碱、(–)–番木鳖碱、(–)–马钱子碱、(+)–辛可宁碱、(–)–吗啡碱、(–)–奎宁碱等。外消旋有机碱的拆分可用酸性拆分剂与其成盐。常用的酸性拆分剂有(+)–酒石酸、(–)–二乙酰酒石酸、(–)–二苯甲酰酒石酸、(+)–樟脑磺酸、(–)–苹果酸等。例如,(±)–乳酸与(+)–1 – 苯基乙胺反应,(+)–乳酸生成(+)–酸 – (+)–碱盐,而(–)–乳酸则生成(–)–酸 – (+)–碱盐。(+)–酸 – (+)–碱盐和(–)–酸 – (+)–碱盐是非对映体,这两种不同的化合物具有不同的理化性质,可通过重结晶或其他方法进行分离,然后用盐酸酸化这两种盐,最终得到(+)和(–)–乳酸。游离出来的手性拆分剂(手性胺)回收再用。

三、实验原理

本实验采用化学拆分法。将外消旋扁桃酸与天然的(–)–麻黄碱作用形成盐,即(–)–麻黄碱·(+)–扁桃酸盐和(–)–麻黄碱·(–)–扁桃酸盐。这两种盐不再是对映体而是非对映体(diastereomer),然后利用其物理性质(如溶解度)的不同加以分离。图解如下:

$$(\pm)-扁桃酸 \xrightarrow{(-)-麻黄碱} \begin{cases} (-)-麻黄碱·(+)-扁桃酸盐 \xrightarrow{\text{HCl}} (+)-扁桃酸 \\ (-)-麻黄碱·(-)-扁桃酸盐 \xrightarrow{\text{HCl}} (-)-扁桃酸 \end{cases}$$

四、仪器与试剂

旋光仪,熔点仪,锥形瓶(25 mL),圆底烧瓶(100 mL),烧杯,球形冷凝管,直型冷凝管,抽滤瓶,冰浴,外消旋扁桃酸,乙醚,无水 Na_2SO_4,(–)–麻黄碱,无水乙醇。

五、实验步骤

1. 制备(–)–麻黄碱。在 25 mL 锥形瓶中,加入 3.7 g 盐酸麻黄碱,再加入 10 mL 水溶解,然后加入 0.8 g NaOH 充分搅拌后,用乙醚萃取两次,每次用量 10 mL。合并乙醚萃取液并用无水 Na_2SO_4 干燥,过滤除去干燥剂,将蒸去乙醚后的剩余物溶于 30 mL 无水乙醇中备用。

2. 在 100 mL 圆底烧瓶中将 3 g(0.019 7 mol)外消旋扁桃酸溶解于 4 mL 无水乙醇,慢慢加入上述(–)–麻黄碱的乙醇溶液,装上回流冷凝管,水浴加热至 70 ℃,维持此温度继续加热 2 h。反应物冷却至室温后,于冰浴中冷却,析出晶体。抽滤后,得到白色粉末晶体[保存滤液,酸化可得到(+)–扁桃酸]。将此粗产品用 4 mL 无水乙醇重结晶,于冰浴中冷却,得到白色粒状晶体,即为(-)-麻黄碱·(-)-苦杏仁酸盐,熔点为 166~168 ℃。

3. 将(-)-麻黄碱·(-)-苦杏仁酸盐放入 50 mL 烧杯中,加入 20 mL 水,再滴加浓盐酸,使溶液呈明显酸性,此时固体溶解。每次用 10 mL 乙醚萃取,将两次乙醚萃取液合并,无水 Na_2SO_4 干燥,过滤,蒸出乙醚,将残留物倒在表面皿中,干燥后得(-)-苦杏仁酸。熔点 125~127 ℃,$[\alpha]_D = -155° \pm 2°(c = 2,水,25 ℃)$。

4. 将上述步骤 2. 中保留的滤液减压蒸干,残留物中加入 20 mL 水,使固体尽量溶解,滴加浓盐酸,使溶液呈明显酸性。此时若有油状黏稠物出现,可用滤纸滤掉。所得滤液用乙醚萃取两次(10 mL/次),合并乙醚萃取液,无水 Na_2SO_4 干燥,过滤,蒸出乙醚,将残留物倒在表面皿中,干燥后得(+)-苦杏仁酸。熔点 128~129 ℃,$[\alpha]_D = +155° \pm 2°(c = 2,水,25 ℃)$。

六、操作要点

1. 在第四步操作时,滴加浓盐酸注意速度要缓慢,并边滴边慢慢旋摇圆底烧瓶。

2. 在第四步操作时,残留物中加入 20 mL 水后,固体较难溶解,可用刮刀研磨使固体尽量溶解,如有条件可采用超声溶解。

七、思考题

1. 常见的外消旋的拆分方法有哪几种?

2. 本实验的关键步骤是什么?

3. (-)-苦杏仁酸的熔点和外消旋的苦杏仁酸的熔点相同吗?把上述两者混合后熔点降低吗?为什么?

八、参考文献

[1] Oan Putten PL. Mandelic acid and urinary tract infections. Antonie van Leeuwenhoek [J]. 1979,45: 622-623. doi:10. 1007/BF00403669.

[2] 王润玲. 药学专业化学实验 Ⅱ [M]. 北京:人民卫生出版社,2008.

[3] 郭书好. 有机化学实验[M].2 版. 武汉:华中科技大学,2006.

[4] 刘湘,刘士荣. 有机化学实验[M]. 北京:化学工业出版社,2007.

(叶晓霞)

实验三十四
几种原料药的鉴别反应

一、实验目的

1. 掌握鉴别药物的常用方法。
2. 熟悉药物鉴别的原理。

二、实验药品

待鉴定的药品如下：

第一组：盐酸普鲁卡因　　　procaine hydrochloride

　　　　盐酸丁卡因　　　　tetricaine hydrochloride

第二组：硫酸阿托品　　　　atropine sulfate

　　　　氢溴酸后马托品　　hematropine hydrochloride

第三组：盐酸吗啡　　　　　morphine hydrochloride

　　　　磷酸可待因　　　　codeine phosphate

鉴定所需的试剂自行设计选择。

三、实验要求

1. 每组内通过鉴别反应（必须用碱基的反应）将两种原料药加以区别。
2. 写出反应试剂名称、反应现象及反应式。
3. 剩余样品及包装纸必须交回。

（吴建章）

实验三十五

螺杂环类查尔酮的合成与单晶制备

一、实验目的

1. 通过查阅文献、自行设计,培养文献查阅、综合分析、实验设计、理论联系实践方面的能力。

2. 掌握 1,3 – 偶极环加成反应制备螺杂环化合物的方法。

3. 熟悉单晶制备的一般方法。

二、背景介绍

查尔酮是广泛存在于天然药物、蔬菜水果中的一类黄酮类化合物,具有抗氧化、抗炎、抗肿瘤等多种药理作用。含螺杂环的查尔酮类化合物为一种新型的查尔酮衍生物,也具有多种生物学活性。

三、实验原理

用羟醛缩合反应和 1,3 – 偶极环加成反应制备螺杂环查尔酮类似物 A。

查尔酮结构通式   螺杂环化合物 A

四、仪器和试剂

可供参考选择的合成原料为 4 – 甲氧基苯乙酮和 3,4 – 二羟基苯甲醛,其他仪器、合成原料和催化剂均自行设计和选择。

五、实验步骤

1. 合成并得到螺杂环查尔酮类似物 A 的纯品。

2. 制备螺杂环查尔酮类似物 A 的单晶。

3. 纯品用薄层硅胶色谱分析,并计算 R_f 值。

4. 测定纯品熔点。

六、实验要求

1. 每组同学提前 20 天自行查阅资料，设计详细的螺杂环查尔酮类似物 A 的合成路线。合成路线要求可行、简单、易纯化和产率高。

2. 实验前一周，每组同学把实验方案上交给实验带教老师，方案经老师同意后，方可进行实验。

3. 实验准备室提供以上可供选择的合成原料，其他原料在方案获得老师批准后，报准备室准备。

4. 实验完后上交化合物 A 的纯品和单晶，上报熔点和薄层层析的 R_f 值。

5. 撰写并上交实验报告。

七、思考题

试写出利用 1,3 – 偶极环加成反应制备螺杂环查尔酮类似物 A 的反应机制。

（吴建章）

实验三十六

不对称单羰基姜黄素类似物的设计与合成

一、实验目的

1. 通过查阅文献、自行设计,掌握药物原料药合成和纯化的一般方法,提高文献查阅、综合分析、理论联系实践方面的能力,培养进行科学研究的思路方法;

2. 掌握不对称羟醛缩合反应制备不对称单羰基姜黄素类似物的方法。

二、背景介绍

姜黄素是中药姜黄、郁金和莪术中的主要活性成分,具有抗氧化、抗炎、抗肿瘤等多种药理作用。但由于其具 β – 二酮结构,导致其药物代谢过快和生物利用度低,限制了它的应用。把 β – 二酮结构改造为单羰基结构的姜黄素类似物,在保留其生物学活性的同时,还能够大大延长其在体内的半衰期,提高生物利用度。不对称单羰基姜黄素类似物 A 为一种具有抗肿瘤活性,毒性极低的单羰基姜黄素类似物。

三、实验原理

可供参考的合成路线:可以先通过不对称羟醛缩合反应制备 B 或 C,再通过第二步羟醛缩合制备终产物 A。

姜黄素

A

B

C

四、仪器和试剂

旋转蒸发仪,磁力搅拌器,磁力搅拌子,石油醚 – 乙酸乙酯(体积比为 7∶3),薄层硅胶色谱板。

可供参考选择的合成原料为环戊酮、香草醛、4 – 氟苯甲醛。

其他合成原料和催化剂均自行设计和选择。

五、实验步骤

1. 合成并得到 A 的纯品。

2. 纯品用薄层硅胶色谱分析,薄层色谱溶剂为石油醚 – 乙酸乙酯(体积比为 7∶3),并计算 R_f 值。

3. 测定纯品熔点。

六、操作要点

1. 通过不对称羟醛缩合反应制备 B 或 C 是本实验的关键。

七、实验要求

1. 每组同学提前 20 天自行查阅资料,设计详细的 A 的合成路线。合成路线要求可行、简单、易纯化和产率高。

2. 实验前一周,每组同学把实验方案上交给实验带教老师,方案经老师同意后,方可进行实验。

3. 实验准备室提供以上可供选择的合成原料,其他原料在方案获得老师批准后,报准备室准备。

4. 实验完后上交 A 的纯品,上报熔点和薄层层析的 R_f 值。

5. 撰写并上交实验报告。

八、思考题

通过不对称羟醛缩合反应制备 B 或 C 有哪些可供选择的方案?

(吴建章)

实验三十七

有机小分子催化的不对称羟醛缩合反应及其催化性能的研究

一、背景介绍

自 20 世纪 70 年代以来,不对称催化作为手性技术应用于合成工业,尤其是与人类健康有关的手性药物产业,备受国际社会的广泛关注。2001 年的 Nobel 化学奖授予了在不对称催化氢化和氧化方面作出突出贡献的三位有机化学家 W. S. Knowl、R. Noyori、K. B. Sharpless,这标志着不对称催化不仅取得了令人瞩目的成就,而且表明该领域已经发展成为有机化学研究的热点和前沿之一。

毫无疑问,用少量的手性催化剂来诱导手性转化,产生大量的手性产物是一种非常便捷和经济的方法。然而,随着工业化规模的扩大和巨大利益的获得,在发展它们的过程中,现在的手性催化剂也暴露出其自身存在的缺点。大多数金属催化剂主要存在着以下缺点:价格昂贵,产生环境污染,反应条件比较苛刻。酶作为生物催化剂也是人们所熟悉的,其最大的特点是高的催化反应活性和高度的立体选择性。人们已经用酶来制备一些手性药物或手性中间体,但由于酶的作用过于专一,仅针对有限的底物,选择性难以调节,并且稳定性较差,几乎只能在接近中性的稀水溶液中进行操作,产物的分离和纯化也有一定的困难,加之酶价格昂贵,产率低,某些酶还需要辅酶或培养基,这些因素都使得酶的应用受到限制。

最近几年一种基于无金属手性有机小分子的新型催化剂得到迅猛发展,Dalko 给出了有机小分子催化剂的定义:有机小分子催化剂是一类不含有金属离子,加入微少量就能加速化学反应的小分子有机化合物。目前,已经发现对于不少的化学反应,这些小分子催化剂都表现出很高的对映选择性和反应活性,它们的优越性非常显著:制备简单;价格便宜;性能稳定;催化反应条件温和,反应通常无需无水无氧条件;可以固载化,比金属和生物有机催化剂酶更容易重复利用。目前,手性有机小分子催化已经成为不对称催化的热门课题之一,在很多反应中取得了突破性的进展。

早在 1971 年 Weichert 等人就首次报道了天然氨基酸之一的 L-脯氨酸(L-proline)可以催化分子内不对称羟醛缩合反应(Robinson 成环反应),1974 年 Hajos 等人又对该反应进行了优化,得到了高达 94 % 的 ee 值。但是,早期的研究仅限于分子内的 Robinson 成环反应,并没有引起人们极大的注意。2000 年,美国 Scripps 研究所的 List 等首先发现,L-脯氨酸也能够催化分子间直接 Aldol 反应,并得到了很好的回收率和选择性。

$$CH_3-C(=O)-CH_3 \quad + \quad \text{对硝基苯甲醛} \xrightarrow[\text{DMSO}]{30mol\%L\text{-proline}} \text{产物}$$

68%,76%ee

二、实验设计要求

1. L-脯氨酸为催化剂,DMSO 为溶剂,不对称催化丙酮和对硝基苯甲醛分子间的 Aldol 反应。

2. 拟定合适的监测反应进程方法。

3. 拟定合适的反应后处理步骤:① 萃取溶剂;② 洗涤;③ 干燥;④ 柱色谱分离。

4. 根据实验条件拟定检测 ee 值的方法。

5. 列出所需要的所有仪器(含设备和玻璃仪器)和药品,试剂的配制方法应预先查阅有关手册。

6. 实验中可能出现的问题及对应的处理方法。

三、参考文献

[1] Knowles WS. Asymmetric hydrogenations(nobel lecture)[J]. Angew. Chem. ,Int. Ed. , 2002,41:1998-2007.

[2] Ryoji N. Asymmetric catalysis:science and opportunities(nobel lecture)[J]. Angew. Chem. ,Int. Ed. ,2002,41:2008-2022.

[3] Barry SK. Searching for new reactivity(nobel lecture)[J]. Angew. Chem. ,Int. Ed. , 2002,41:2024-2032.

[4] Palko ID, Lionel M. Enantioselective organocatalysis[J]. Angew. Chem. ,Int. Ed. , 2001,40:3726-3748.

[5] Palko ID,Lionel M. In the golden age of organocatalysis[J]. Angew. Chem. ,Int. Ed. , 2004,43:5138-5175.

[6] Eder U,Sauer G,Wiechert R. New type of asymmetric cyclization to optically active steroid CD partial structure[J]. Angew. Chem. Int. Ed. ,1971,10:496-497.

[7] Hajos ZG,Parrish DR. Asymmetric synthesis of bicyclic intermediates of natural product chemistry[J]. J. Org. Chem. ,1974,39:1615-1621.

[8] List B,Lerner RA,Barbas CF. Ⅲ. Proline-catalyzed direct asymmetric aldol reactions [J]. J. Am. Chem. Soc. ,2000,122:2395-2396.

(叶晓霞)

实验三十八

新型杂环类席夫碱配体的合成研究

一、背景介绍

三唑类化合物是一类具有广泛生物活性的杂环化合物,许多已开发为药物,如病毒唑(利巴韦林)、三唑仑片、粉锈宁(三唑类杀菌剂的代表)等。4-氨基-5-巯基均三唑类化合物是众多三唑类化合物中较为重要的一类,具有多种药理活性,如止痛、消炎、杀(抗)菌、杀虫、抗病毒、降血压及除草、调节植物生长等。4-氨基-5-巯基均三唑由于其结构上的特点,可以发生许多新颖的反应,如氨基是一类反应性能良好的官能团,它可与芳醛或酮缩合得到具有杀菌、植物生长调节等多种生物活性的席夫(Schiff)碱。Schiff 碱长期受到重视,因为它的基本结构种含 $\diagdown C{=}N\diagup$ 结构,其杂化轨道上的 N 原子具有孤对电子,所以赋予它重要的化学和生物学上的意义。选择 3 位含各种取代基的 4-氨基-5-巯基均三唑与带有羰基的不同醛和酮进行反应,改变连接的取代基,改变给予体原子本性及位置,可开拓出许多从链状到环合,从单齿到多齿,性能不同,结构多变的配体,而且它还容易与大部分金属离子形成配合物,Schiff 碱配体在配位化学中占据重要的地位。

二、实验设计要求

1. 查阅相关文献,拟订合理的制备路线:合适的原料配比;满足实验要求的合成装置;反应温度、时间等主要反应参数;合适的分离和提纯手段和操作步骤。

2. 列出所需要的所有仪器(含设备和玻璃仪器)和药品,试剂的配制方法应预先查阅有关手册。

3. 实验中可能出现的问题及对应的处理方法。

三、参考文献

[1] Eweiss NF, Bahajaj AA, Eisherbini. Synthesis of heterocycles. Part Ⅶ. Synthesis and antimicrobial activity of some 7H-s-triazolo[3,4-b][1,3,4]thiadiazine and s-triazolo[3,4-b][1,3,4]thiadiazole derivatives[J]. E. A. J. Heterocyclic Chem. ,1986,23:1451-1458.

[2] Todd WK,Philip JS,Surendra ND. Coordination geometries of bis(4-amino-3-eth-

yl – 1,2,4 – triazole – 5 – thione) complexes of Mn,Fe,Co,Ni,Cu and Zn:relationship to the 3 – methyl analogs[J]. Inorg. Chim. Acta. ,2000:300 – 302,1082 – 1089.

[3] Robert MM,Martin JE,Philip JS. Coordination geometries of bis(4 – amino – 3 – alkyl – 1,2,4 – triazole – 5 – thione) complexes of first – row transition metals:crystal structures of complexes with propyl and hydrogen in the 3 – position. Relationship to the 3 – methyl and 3 – ethyl analogs[J]. Inorg. Chim. Acta. ,2000,311:95 – 105.

[4] Moustafa HM. Synthesis and reaction of new fused heterocycles derived from 3 – (o – aminophenyl) – 4 – amino – 5 – mercapto – 1,2,4 – triazole[J]. Synth. Commun. ,2001,31: 97 – 109.

[5] 陆爱红,周青春,曹蕾,等. 三氮唑、噻二唑和四唑席夫碱的植物激素活性[J]. 华中师范大学学报(自然科学版),2000,34:447 – 449.

(叶晓霞)

实验三十九

自主设计实验

　　教师指定课题,学生根据已学知识,通过查阅文献,理解教师课题内容,选择实验方法和拟定实验步骤,独立实验操作,最后完成实验报告。对实验过程中的现象和问题,应结合有关的物理常数和反应机制进行分析,寻找较优的反应条件,改进实验。在成功或失败的实验中总结经验教训,以提高学生观察、分析和解决问题的能力。

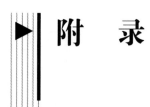

附　录

附录一　常用元素相对原子质量表

元素名称	元素符号	相对原子质量	原子序数	元素名称	元素符号	相对原子质量	原子序数
氢	H	1.008	1	钾	K	39.1	19
氦	He	4.003	2	钙	Ca	40.08	20
锂	Li	6.941	3	铬	Cr	52	24
铍	Be	9.012	4	锰	Mn	54.94	25
硼	B	10.81	5	铁	Fe	55.85	26
碳	C	12.01	6	钴	Co	58.93	27
氮	N	14.01	7	镍	Ni	58.7	28
氧	O	16	8	铜	Cu	63.55	29
氟	F	19	9	锌	Zn	65.38	30
氖	Ne	20.18	10	砷	As	74.92	33
钠	Na	22.99	11	硒	Se	78.96	34
镁	Mg	24.31	12	溴	Br	79.9	35
铝	Al	26.98	13	银	Ag	107.9	47
硅	Si	28.09	14	锡	Sn	118.7	50
磷	P	30.97	15	碘	I	126.9	53
硫	S	32.06	16	钡	Ba	137.3	56
氯	Cl	35.45	17	汞	Hg	200.6	80
氩	Ar	39.95	18	铅	Pb	207.2	82

附录二　常用的冰盐冷却剂

盐	每100 g碎冰用盐/g	最低冷却温度/℃	盐	每100 g碎冰用盐/g	最低冷却温度/℃
$NaNO_3$	50	−18.5	NH_4Cl 混合物 $NaNO_3$	13 37.5	−30.7
$NaCl$	33	−21.2	K_2CO_3	33	−46
$NaCl$ 混合物 NH_4Cl	40 20	−26	$CaCl_2 \cdot 6H_2O$	143	−35

其他冷却剂和最低冷却温度

冷却剂	最低冷却温度/℃	冷却剂	最低冷却温度/℃
冰	0	氯仿/N_2	－63
乙二醇/CO_2	－15	氯仿/CO_2	－63
冰(100)/NH_4Cl(25)	－15	乙醇/CO_2	－72
冰(100)/NaCl(33)	－21	乙醚/CO_2	－77
四氯化碳/N_2	－23	丙酮/CO_2	－78
四氯化碳/CO_2	－23	甲醇/N_2	－98
冰(100)/乙醇(100)	－30	正戊醇/N_2	－131
乙腈/N_2	－41	N_2	－180
冰(100)/$CaCl_2$(150)	－49		

注:括号中的数字表示质量比。

附录三　常见弱电解质在水中的电离平衡常数（298K）

物质名称	化学式	K_a	pK_a
砷酸	H_3AsO_4	6.3×10^{-3}(K_{a1})	2.20
		1.0×10^{-7}(K_{a2})	7.00
		3.2×10^{-12}(K_{a3})	11.50
硼酸	H_3BO_3	5.8×10^{-10}	9.24
碳酸	H_2CO_3($CO_2 + H_2O$)	4.2×10^{-7}(K_{a1})	6.38
		5.6×10^{-11}(K_{a2})	10.25
氢氰酸	HCN	6.2×10^{-10}	9.21
氢氟酸	HF	6.6×10^{-4}	3.18
亚硝酸	HNO_2	5.1×10^{-4}	3.29
过氧化氢	H_2O_2	1.8×10^{-12}	11.75
磷酸	H_3PO_4	7.6×10^{-3}(K_{a1})	2.12
		6.3×10^{-3}(K_{a2})	7.2
		4.4×10^{-13}(K_{a3})	12.36
亚磷酸	H_3PO_3	5.0×10^{-2}(K_{a1})	1.30
		2.5×10^{-7}(K_{a2})	6.60
氢硫酸	H_2S	1.3×10^{-7}(K_{a1})	6.88
		7.1×10^{-15}(K_{a2})	14.15
亚硫酸	H_3SO_3($SO_2 + H_2O$)	1.3×10^{-2}(K_{a1})	1.90
		6.3×10^{-8}(K_{a2})	7.20
甲酸	HCOOH	1.8×10^{-4}	3.74
乙酸	CH_3COOH	1.8×10^{-5}	4.74
苯甲酸	C_6H_5COOH	6.2×10^{-5}	4.21
草酸	$H_2C_2O_4$	5.9×10^{-2}(K_{a1})	1.22
		6.4×10^{-5}(K_{a2})	4.19
苯酚	C_6H_5OH	1.1×10^{-10}	9.95
氨水	$NH_3 \cdot H_2O$	1.8×10^{-5}	4.74
羟胺	NH_2OH	9.1×10^{-6}	8.04

附录四 常用干燥剂的分类及使用方法

分类	干燥剂	适用的物质和条件	不适用的物质和条件	干燥原理	特点	使用方法	备注
金属、金属氢化物	Mg	醇类		生成 MgOH 和 H_2		ROH 和 Mg 一起加热回流，然后蒸馏出 ROH	不要蒸干
	Na	烷烃、芳烃、醚类	用于卤代烃时有爆炸的危险，不适用于醇、酯、酸、醛、酮、胺类	和水反应生成 H_2	干燥能力强，但在表面易覆盖 NaOH，使效果下降，脱水能力小	切成薄片或压成丝状，放入待干燥液体中，对 THF 和乙醚也可加热，二苯酮和 Na 回流再进行蒸馏	和水反应生成 H_2，与大量水接触会燃烧，保存和处理时要注意。蒸馏时不要蒸干。用过的 Na 用乙醇分解破坏
	CaH_2	烃类、卤代烃、t-丁醇、三级胺、醚类、DMSO、吡啶等	醛、酮、羧酸	和水反应生成 H_2	脱水容量大，处理方便，适用范围广	加入 CaH_2，在 Ar 或 N_2 气流中蒸馏，或者将粒状的 CaH_2 加到液体中进行干燥	和水反应生成 H_2，保存和处理时要注意
	$LiAlH_4$	醚类	易和酸、胺、硫、醇、乙炔等含活泼氢的化合物及醛、酮、酯、酰氯、酰胺、腈、硝基化合物、二硫化物、环氧化物、烯丙醇反应；高沸点化合物	和水反应生成 H_2	同时能分解待干燥化合物中的醇、羰基化合物、过氧化物	加入 $LiAlH_4$，在 Ar 或 N_2 气流中蒸馏	在 125 ℃ 时分解，蒸馏时不要蒸干，过量的用 NH_4Cl 水溶液或乙酸乙酯分解，保存时不要与水和 CO_2 接触
中性干燥剂	无水 $CaCl_2$	烃类、卤代烃、醚类、中性物质等	醇、氨、胺、氨基酸、酰胺、酮、醛、酯、酸	生成 $CaCl_2 \cdot 6H_2O$	吸水速度慢，30 ℃ 以下生成 $CaCl_2 \cdot 6H_2O$，脱水容量大，有潮解性	加入到待干燥液体中；加入干燥器，干燥管中使用	

续表

分类	干燥剂	适用的物质和条件	不适用的物质和条件	干燥原理	特点	使用方法	备注
中性干燥剂	活性氧化铝（Al_2O_3）	烃、醚类、氯仿、苯、吡啶等		吸附	同时除去醚类中的过氧化物，处理方便，吸收力大	做成填充柱，让液体通过	175 ℃以上加热 6~8 h可以再生。加热到 800 ℃以上变成活性 Al_2O_3
	$CuSO_4$	乙醇、苯、乙醚等	甲醇、H_2S、NH_3	生成 $CuSO_4 \cdot 5H_2O$	无水物呈白色，结晶水合物呈蓝色	加到待干燥液体中	
	变色硅胶	几乎全部		吸附	处理方便，脱水力极强，无水时呈蓝色，吸水后呈红色	加入干燥器、干燥管中使用	150 ℃以上加热 2~3 h可以再生
	无水 $MgSO_4$、Na_2SO_4、$CaSO_4$	几乎全部	Na_2SO_4 在 33 ℃以上，$MgSO_4$ 在 48 ℃以上释放出结晶水	生成结晶水合物	Na_2SO_4 脱水容量大速度慢；$MgSO_4$ 脱水容量大、速度比 Na_2SO_4 状；$CaSO_4$ 脱水容量小但脱水力强，速度快	加到待干燥液体中	$CaSO_4$ 在 235 ℃加热 2~3 h后可以再生
	分子筛	卤代烃、醚类、丙酮、吡啶、DMF、DMSO、HMPA 等，适用范围 pH5~11	对强酸、碱类物质不稳定	结晶空隙吸水	随干燥时间延长脱水力显著提高，高温时吸水力也不降低	加到待干燥液体瓶中，结晶的孔径不同种类，根据液体孔径进行选择适用	350 ℃加热 3 h再生
碱性干燥剂	CaO	中性或碱性物质	酸性物质	生成 $Ca(OH)_2$	脱水速度小，便宜，可大量使用，能吸收 CO_2	加到待干燥液体、干燥器、干燥管中使用	细的粉末中的 $Ca(OH)_2$、$CaCO_3$ 为主，干燥能力低。

续表

分类	干燥剂	适用的物质和条件	不适用的物质和条件	干燥原理	特点	使用方法	备注
碱性干燥剂	Na_2CO_3 K_2CO_3	中性或碱性物质	酸性物质	生成结晶水合物		加到待干燥液体中	可加热熔化,活化
	固体 NaOH, KOH	中性或碱性物质	酸性物质,醛,酮,醇,酯等		脱水速度快脱水力大,易潮解	加到液体、干燥器、干燥管中	
酸性干燥剂	浓 H_2SO_4 (氧化性酸)	酸性或中性物质	H_2S,HBr,HI 等还原性气体;NH_3,胺类;醇,酚,酮,不饱和烃等		吸收速度快,容量大,吸水后浓度降低,干燥能力急剧下降	加到干燥器,洗气瓶中	
	P_2O_5	酸性或中性物质	NH_3,胺,酰胺,酮,醇	生成 HPO_3	吸水速度快,吸水能力大,在表面上形成 HPO_3 膜时,效率降低;白色粉末,难处理	加到干燥器、干燥管中,多用于固体、气体干燥	P_2O_5 后处理:用乙醇分解或自然放置让其吸湿潮解

附录五 常用有机化合物的物理常数

名称	相对分子质量	密度	熔点/℃	沸点/℃	折射率 (n_D^{20})	溶解度		
						水	乙醇	乙醚
苯	78.12	0.878 65	5.5	80.1	1.501 1	sl	∞	∞
苯胺	93.13	1.021 73	−6.3	184.13	1.586 3	sl	∞	∞
苯酚	94.11	1.057 6	43	181.8	—	sl	s	s
苯甲醇	108.15	1.041 9	−15.3	205.2	1.539 6	4	∞	∞
苯甲酸	122.12	1.265 9	122.4	249.6	1.504	sl	s	s
苯甲醛	106.13	1.041 5	−26	178.1	1.546 3	sl	∞	∞
苯乙烯	104.16	0.909 6	−30.65	145.2	1.546 8	i	s	s
苯乙酮	120.16	1.028 1	20.5	202.0	1.537 14	i	s	s
丙三醇（甘油）	92.11	1.261 3	20	290 分解	1.474 6	∞	∞	i
丙二酸二乙酯	160.17	1.055 1	−48.9	199.3	1.413 9	i	s	s
丙烯	42.08	0.519 3（液）	−185.25	−47.4	1.356 7（−70 ℃）	s	s	s
丙酮	58.08	0.789 9	−95.35	56.2	1.358 8	∞	∞	∞
丙酸	74.08	0.993 0	−20.8	140.99	1.386 9	∞	∞	s
丁醇	74.12	0.809 8	−89.53	117.25	1.399 31	sl	∞	∞
二甲胺	45.09	0.680 4（0 ℃）	−93	7.4	1.350（17 ℃）	s	s	s
N,N−二甲基苯胺	121.18	0.955 7	2.45	194.15	1.558 2	sl	s	s
二苯胺	169.23	1.160（22 ℃）	54~55	302	—	i	s	s
1,2−二溴乙烷	187.87	2.179 2	9.79	131.36	1.538 7	sl	∞	∞
呋喃	68.08	0.951 4	−85.65	31.36	1.421 4	i	s	s
环己烷	84.16	0.778 55	6.55	80.74	1.426 62	i	∞	∞
环己酮	98.15	0.947 8	−16.4	155.65	1.450 7	s	s	s
环己醇	100.16	0.962 4	25.15	161.1	1.464 1	sl	s	s
己烷	86.18	0.660 3	−95	68.95	1.375 06	i	s	s
己酸	116.16	0.927 4		205.4	1.416 3	sl	s	s
己醇	102.18	0.813 6	−46.7	158	1.407 8	sl	s	∞
甲苯	92.15	0.869 9	−95	110.6	1.496 1	i	∞	∞

名称	相对分子质量	密度	熔点/℃	沸点/℃	折射率 (n_{D}^{20})	溶解度		
						水	乙醇	乙醚
甲基红	269.31	0.791	183	—	—	sl	s	sl
甲基橙	327.34	1.28	分解	—	—	sl	sl	sl
甲烷	16.04	0.554 7 (0 ℃)	−182.48	−164	—	sl	s	s
甲酸	46.03	1.220	8.4	100.7	1.371 4	∞	∞	∞
甲醇	32.04	0.791 4	−93.9	64.96	1.328 8	∞	∞	∞
间苯二酚	110.11	1.271 7		178	—	s	s	s
氯苯	112.56	1.105 8	−45.6	132.2	1.524 1	i	s	s
氯仿	119.38	1.483 2	−63.5	61.2	1.445 9	i	∞	∞
氯化苄	126.59	1.100 2	−39	179.3	1.539 1	i	∞	∞
氯乙烯	62.50	0.910 4	−153.8	−13.37	1.370 0	sl	s	s
氯乙烷	64.52	0.897 8	−136.4	12.37	1.367 3	sl	s	∞
萘	128.17	1.162 3	80.5	217.9	—	i	s	s
α−萘酚	144.19	1.098 9	96	288	1.622 4	sl(热)	s	s
β−萘酚	144.19	1.28	123	295	—	sl	s	s
尿素	60.06	1.323 0	135	分解	1.484	s	s	i
尿酸	168.12	1.89	分解	分解	—	sl	i	i
叔丁醇	74.12	0.788 7	25.5	82.2	1.387 8	∞	∞	∞
硝基苯	123.11	1.203 7	5.7	210.8	1.556 2	sl	s	s
溴苯	157.02	1.495 0	−30.82	156	1.559 7	i	s	s
乙二胺	60.11	0.899 5	8.5	116.5	1.456 8	s	∞	sl
草酸	90.04	1.900 (17 ℃)	189.5	157 (升华)	—	s	s	s
乙醚	74.12	0.713 8	−116.2	34.5	1.352 6	sl	s	
乙炔	26.04	0.620 8 (−82 ℃)	−84.0	−80.8	1.000 51	i	s	s
乙酸酐	102.09	1.082 0	−73.1	139.55	1.390 06	—	s	∞
乙烯	28.05	1.260	−169.2	−103.7	—	i	s	s
乙烯酮	42.04	—	−151	−56	—	分解	分解	sl
乙腈	41.05	0.785 7	−45.72	81.6	1.344 23	∞	∞	∞

名称	相对分子质量	密度	熔点/℃	沸点/℃	折射率 (n_D^{20})	溶解度		
						水	乙醇	乙醚
乙酰水杨酸	180.17	1.35	135	—	—	分解（热）	s	s
乙酰苯胺	135.17	1.219 0 (15 ℃)	114.3	304	—	sl	s	s
乙酰氯	78.50	1.105 1	−112	50.9	1.389 76	分解	分解	∞
乙酸	60.05	1.049 2	16.604	117.9	1.371 6	∞	∞	∞
乙酸乙酯	88.12	0.900 3	−83.578	7.06	1.372 3	sl	∞	∞
乙酰乙酸乙酯	130.15	1.028 2	< −45	180.4	1.419 4	s	∞	∞
乙醇	46.07	0.789 3	−117.3	78.5	1.361 1	∞	∞	∞
乙醛	44.05	0.789 3 (18 ℃)	−121	20.8	1.331 6	∞	∞	∞
异丙醇	60.11	0.785 5	−89.5	82.4	1.377 6	∞	∞	∞
异丁醇	74.12	0.798 2 (25 ℃)	−108	108	1.393 9	s	∞	∞
异戊醇	88.15	0.809 2	−117.2	128.5	1.405 3	sl	∞	∞
仲丁醇	74.12	0.806 3	−114.7	99.5	1.397 8	s	∞	∞

注：

（1）密度：对于固体、液体及液化的气体（标出"液"字）为 20 ℃时的密度（g/mL）或 20 ℃/4 ℃相对密度；对于气体则为标准状况下的密度（g/L）。特殊情况在括号内注明。

（2）熔点与沸点：如未注明，均指在常压时的温度。注明"分解"、"升华"者，表示该物质受热到相当温度时分解或升华。

（3）折射率：如未注明，一般表示为 n_D^{20}，为 20 ℃时对空气的折射率。D 是指钠光灯中的 D 线（波长 589.3 nm）。

（4）溶解度：s 为可溶，i 为不溶，sl 为微溶，∞ 为混溶。温度条件在括号内注明，不注明者为常温。"分解"指遇溶剂分解。

（5）表中"—"表示暂无数据。

附录六　常用溶剂和特殊试剂的纯化

市售试剂规格一般分为：一级（G. R.），保证试剂；二级（A. R.），分析纯试剂；三级（C. P.），化学纯试剂；四级（L. R.）实验试剂。按照实验要求购买某一规格试剂与溶剂是化学工作者必须具备的基本知识。大多有机试剂与溶剂性质不稳定，久储易变色、变质，而化学试剂和溶剂的纯度直接关系到反应速率、反应产率及产物的纯度。为合成某一目标分子，选择什么规格的试剂以及为满足合成的特殊要求，对试剂与溶剂进行纯化处理，这些都是有机合成的基本知识与基本操作内容，以下将介绍一些常用试剂和某些溶剂在实验室条件下的纯化方法及相关性质。

1. 正己烷

正己烷(hexane)沸点 68.7 ℃,n_D^{20} 0.637 8,d_4^{20} 1.372 3。

用 35% 发烟硫酸分次振摇至酸层无色,再顺次用蒸馏水、10% $NaHCO_3$ 溶液、少量水洗涤两次,以无水 $CaSO_4$ 或 $MgSO_4$ 干燥,加入金属钠,放置,蒸馏。

2. 石油醚

石油醚(petroleum)为轻质石油产品,是低分子质量烃类(主要是戊烷和己烷)的混合物。其沸程为 30~150 ℃,收集的温度区间一般为 30 ℃ 左右,如有 30~60 ℃(d_4^{20} 0.59~0.62),60~90 ℃(d_4^{20} 0.64~0.66),90~120 ℃(d_4^{20} 0.67~0.72),120~150 ℃(d_4^{20} 0.72~0.75)等沸程规格的石油醚。石油醚中含有少量不饱和烃,沸点与烷烃相近,不能用蒸馏法分离,必要时可用浓 H_2SO_4 和 $KMnO_4$ 把它除去。通常将石油醚用其体积 1/10 的浓 H_2SO_4 洗涤两三次,再用 10% 的浓 H_2SO_4 加入 $KMnO_4$ 配成的饱和溶液洗涤,直至水层中的紫色不再消失为止,然后再用水洗,经无水 $CaCl_2$ 干燥后蒸馏。如需要绝对干燥的石油醚,则需加入钠丝(见无水乙醚处理)。

使用石油醚作溶剂时,由于轻组分挥发快,溶解能力降低,通常在其中加入苯、氯仿、乙醚等增加其溶解能力。

3. 苯

沸点 80.1 ℃,n_D^{20} 1.500 1,d_4^{20} 0.878 7。

普通苯(benzene)可能含有少量噻吩。

噻吩的检验:取 5 滴苯于小试管中,加入 5 滴浓 H_2SO_4 及 1~2 滴 1% α,β-吲哚醌的浓 H_2SO_4 溶液,振摇后呈墨绿色或蓝色,说明含有噻吩。

除去噻吩:可用相当于苯体积 15% 的浓 H_2SO_4 洗涤数次,直至酸层呈无色或浅黄色;然后再分别用水、10% Na_2CO_3 水溶液和水洗涤,用无水 $CaCl_2$ 干燥过夜,过滤后进行蒸馏,收集纯品。若要进一步除水,可在上述的苯中加入钠丝除去水,再经蒸馏。

4. 甲苯

沸点 110.8 ℃,n_D^{20} 1.496 1,d_4^{20} 0.866 9。

用无水 $CaCl_2$ 将甲苯(toluene)进行干燥,过滤后加入少量金属钠片,再进行蒸馏,即得无水甲苯。普通甲苯中可能含有少量甲基噻吩。

除去甲基噻吩的方法:在 1 000 mL 甲苯中加入 100 mL 浓 H_2SO_4,摇荡约 30 min(温度不要超过 30 ℃),除去酸层;然后再分别用水、10% Na_2CO_3 溶液和水洗涤,以无水 $CaCl_2$ 干燥过夜;过滤后进行蒸馏,收集纯品。

5. 二甲苯

二甲苯(xylene)为无色透明液体。用浓 H_2SO_4 振摇两次,顺次用蒸馏水、5% $NaHCO_3$ 溶液或 NaOH 溶液洗涤一次,再用蒸馏水洗,然后以无水 $CaSO_4$ 与 P_2O_5 干燥,蒸馏。

6. 氯仿

沸点 61.2 ℃,n_D^{20} 1.445 9,d_4^{20} 1.483 2。

普通用的氯仿(chloroform)含有 1% 乙醇(它是作为稳定剂加入的,以防止氯仿分解为有害的光气)。

除去乙醇的方法:用其体积一半的水洗涤氯仿 5~6 次,分出氯仿层,无水氯化钙干燥

24 h,进行蒸馏,收集的纯品要储于棕色瓶中,放置于暗处,以免受光分解而形成光气。

7. 二氯甲烷

沸点 39.7 ℃,n_D^{20} 1.424 2,d_4^{20} 1.326 6。

二氯甲烷(dichloromethane)为无色挥发性液体,蒸气不燃烧,与空气混合也不发生爆炸,微溶于水,能与醇、醚混合。它可以代替醚作萃取溶剂用。

二氯甲烷纯化可用浓 H_2SO_4 震荡数次,至酸层无色为止。水洗后,用 5 % 的 Na_2CO_3 洗涤,然后再用水洗。以无水 $CaCl_2$ 干燥,蒸馏,收集 39.5 ~ 41 ℃ 的馏分。二氯甲烷不能用金属钠干燥,因其会发生爆炸。同时注意不要在空气中久置,以免氧化,应储存于棕色瓶内。

8. 四氯化碳

沸点 76.5 ℃,n_D^{20} 1.460 1,d_4^{20} 1.594 0。

普通四氯化碳(tetrachloromethane)中含有二硫化碳约 4 %。纯化时,可将 1 L 四氯化碳与 60 g KOH 荣誉 60 mL 水和 100 mL 乙醇配成的溶液,在 50 ~ 60 ℃ 时剧烈振荡 0.5 h,然后水洗。再将此四氯化碳按上述方法重复操作一次(KOH 的用量减半),分出四氯化碳。再用少量浓 H_2SO_4 洗至无色,然后再用水洗,用无水 $CaCl_2$ 干燥蒸馏即得。

四氯化碳不能用金属钠干燥,否则会发生爆炸。

9. 1,2 – 二氯乙烷

沸点 83.5 ℃,n_D^{20} 1.444 8,d_4^{20} 1.256 9。

1,2 – 二氯乙烷(1,2 – dichloroethane)是无色液体,有芳香气味,溶于 120 份水中可与水形成恒沸物(含水 18.5 %,沸点 72 ℃),可与乙醇、乙醚和氯仿相混合。在重结晶和萃取时是很有用的溶剂。一般纯化可依次用浓 H_2SO_4、水、稀碱溶液和水洗涤,然后用无水 $CaCl_2$ 干燥,或加入 P_2O_5(20 g · L^{-1}),加热回流 2 h,常压蒸馏即可。

10. 碘甲烷

沸点 42.5 ℃,n_D^{20} 1.538 0,d_4^{20} 2.279 0。

碘甲烷(iodomethane)为无色液体,见光变褐色,游离出碘。

纯化方法:用 $Na_2S_2O_3$ 或 Na_2SO_3 的稀溶液反复洗至无色,然后用水洗,用无水 $CaCl_2$ 干燥,蒸馏。碘甲烷应盛于棕色瓶中,避光保持。

11. 无水甲醇

沸点 64.7 ℃,n_D^{20} 1.328 8,d_4^{20} 0.791 4。

市售的甲醇(methyl alcohol)大多数通过合成法制备。一般纯度能达到 99.85 %,其中可能含有少量的杂质,如水和丙酮。由于甲醇和水不能形成恒沸点混合物,故可以通过高效精馏柱分馏将少量的水除去。精制的甲醇含有 0.02 % 的丙酮和 0.1 % 的水,一般亦可使用。如要制无水甲醇,也可使用镁制无水乙醇的方法。若含水量低于 0.1 %,也可用 3 或 4 分子筛干燥。甲醇有毒,处理时应避免吸入其蒸气。

12. 无水乙醇

沸点 78.5 ℃,n_D^{20} 1.361 1,d_4^{20} 0.789 3。

市售的无水乙醇(absolute ethyl alcohol)一般只能达到 99.5 % 的纯度。许多反应中则需要用纯度更高的乙醇,因此在工作中经常需自己制备无水乙醇。通常工业用的 95.5 %

的乙醇不能直接用蒸馏法制取无水乙醇,因 95.5% 的乙醇和 4.5% 的水可形成恒沸点化合物。要把水除去,第一步是加入 CaO(生石灰)煮沸回流,使乙醇中的水与 CaO 作用生成 Ca(OH)$_2$,然后再将无水乙醇蒸出。这样得到的无水乙醇,纯度最高约为 99.5%。如用纯度更高的无水乙醇,可用金属镁或金属钠进行处理。

无水乙醇的制备在 250 mL 的圆底烧瓶中放入 45 g 生石灰、100 mL 95.5% 乙醇,装上带有无水 CaCl$_2$ 干燥管的回流冷凝管,在水浴上回流 2~3 h,然后改装成蒸馏装置,进行蒸馏,收集产品 70~80 mL,这样制备的乙醇纯度达到 99.5%.

无水乙醇的制备在 250 mL 的圆底烧瓶中放置 0.60 g 干燥纯净的镁条、10 mL 99.5% 乙醇,装上回流冷凝管,并在冷凝管上端安装一支无水 CaCl$_2$ 干燥管(以上所用仪器都必须是干燥的),在沸水浴上或用小火直接加热达微沸。移去热源,立即加入几粒碘片(此时注意不要振荡),顷刻即在碘粒附近发生作用,最后可以达到相当剧烈的程度,有时作用太慢则需加热,如果在加碘之后,作用仍不开始,可再加入数粒碘(一般讲,乙醇与镁的作用是缓慢的,如所用乙醇含水量超过 0.5% 时,作用尤其困难)。待全部镁已经作用完毕后,加入 100 mL 99.5% 乙醇和几粒沸石。回流 1 h,蒸馏,收集产品并保存于玻璃瓶中,用一般皮塞塞住,这样制备的乙醇纯度超过 99.99%。

13. 异丙醇

沸点 82.4 ℃,n_D^{20} 1.377 6,d_4^{20} 0.785 5。

化学纯或分析纯的异丙醇(isopropanol)作为一般溶剂使用并不需要作纯化处理,只有在要求较高的情况下(如制异丙醇铝)才需要纯化。纯化的方法因试剂的规格不同而不同。化学纯或更高规格的异丙醇可直接用 3 或 4 分子筛干燥后使用。91% 左右的异丙醇可与氧化钙回流 5 h 左右,然后用高效精馏柱分馏,收集 82~83 ℃ 馏分,用无水 CuSO$_4$ 干燥数天,再次分馏至沸点恒定,含水量可低于 0.01%。

14. 正丁醇

沸点 117.3 ℃,n_D^{20} 1.399 3,d_4^{20} 0.809 8。

用无水 K$_2$CO$_3$ 或无水 CaSO$_4$ 对正丁醇进行干燥,过滤后,将滤液进行分馏,收集纯品。

15. 乙二醇

沸点 197.9 ℃,n_D^{20} 1.430 6,d_4^{20} 1.115 5。

乙二醇(ethandiol)很容易潮解,精制时用 CaO、CaSO$_4$、MgSO$_4$ 或 NaOH 干燥后减压蒸馏。蒸馏液通过 4 nm 分子筛,再在氮气流中加入分子筛蒸馏。

16. 无水乙醚

沸点 34.5 ℃,n_D^{20} 1.352 6,d_4^{20} 0.713 8。

市售的乙醚(ether)中常含有一定量的水、乙醇和少量其他杂质,如储藏不当还容易产生少量的过氧化物,对于一些要求以无水乙醚作为介质的反应,实验室中常常需要把普通乙醚提纯为无水乙醚。制备无水乙醚时首先要检验有无过氧化物。

过氧化物的检验与除去取 0.5 mL 乙醚,加入 0.5 mL 2% KI 溶液和几滴稀盐酸(2 mol·L^{-1})一起振荡,再加几滴淀粉溶液。若溶液显蓝色或紫色,即证明乙醚中有过氧化物存在。除去的方法是:在分液漏斗中加入普通乙醚和相当于乙醚体积 20% 的新配置的 FeSO$_4$ 溶液,剧烈振荡后分去水层,将乙醚按下述方法精制。

无水乙醚的制备在 250 mL 圆底烧瓶中,放置 100 mL 除去过氧化物的普通乙醚和几粒沸石,装上冷凝管。冷凝管上端通过一带有侧槽的橡皮塞,插入盛有 10 mL 浓 H_2SO_4 的滴液漏斗,通入冷凝水,将浓 H_2SO_4 慢慢滴入乙醚中。由于脱水作用所产生的热,使乙醚自行沸腾,加完后振荡反应物。

待乙醚停止沸腾后,拆下冷凝管,改成蒸馏装置。在接收乙醚的接引支管上连一 CaO 干燥管,并用橡皮管将乙醚蒸气引入水槽。向蒸馏瓶中加入沸石后,用水浴加热(禁止明火)蒸馏。蒸馏速率不宜太快,以免冷凝管不能冷凝全部的乙醚蒸气。当蒸馏速率显著下降时(收集到 70 ~ 80 mL 左右),即可停止蒸馏。瓶内所剩残夜,倒入指定的回收瓶中(切记:不能向残余液内加水)。

将蒸馏收集到的乙醚倒入干燥的锥形瓶中,加入少量的钠丝或钠片,然后使用一个带有干燥管的软木塞塞住,放置 48 h,使乙醚中残余的少量水和乙醇转变成 NaOH 和乙醇钠。如不再有气泡逸出,同时钠的表面较好,则可储存备用。如放置后,金属钠的表面全部被 NaOH 所覆盖,就需要再加入少量的钠丝或钠片,放置无气泡发生。这种无水乙醚可符合一般无水要求。

17. 丙酮

沸点 56.2 ℃,n_D^{20} 1.358 8,d_4^{20} 0.789 9。

市售丙酮(acetone)往往含有甲醇、乙醛、水等杂质,利用简单的蒸馏方法,不能把丙酮和这些杂质分离开。含有上述杂质的丙酮,不能作为某些反应(如 Grignard 反应)的合适原料,需经过处理后才能使用。两种处理方法如下:

(1) 于 100 mL 丙酮中,加入 0.50 g $KMnO_4$ 进行回流,以除去还原性杂质。若 $KMnO_4$ 的紫色很快退去,需再加入少量 $KMnO_4$ 继续回流,直至紫色不再消退时,停止回流,将丙酮蒸出。用无水 K_2CO_3 或无水 $CaSO_4$ 干燥 1 h。过滤后蒸馏,收集 55 ~ 56.3 ℃的蒸出液。

(2) 将 100 mL 丙酮装入分液漏斗中,先加入 4 mL 10 % 的 $AgNO_3$ 溶液,再加入 3.5 mL、0.1 mol·L^{-1} 的 NaOH 溶液,振荡 10 min,分出丙酮层。用无水 K_2CO_3 或无水 $CaSO_4$ 干燥1 h。过滤后蒸馏,收集 55 ~ 56.3 ℃的蒸出液。此法比(1)快,但 $AgNO_3$ 较贵,只宜作少量纯化用。

18. 苯甲醛

沸点 178.1 ℃,n_D^{20} 1.546 3,d_4^{20} 1.041 5。

苯甲醛(benzaldehyde)带有苦杏仁味的无色液体,能与乙醇、乙醚、氯仿相混溶,微溶于水。由于在空气中易氧化成苯甲酸,使用前需经蒸馏,沸点 64 ~ 65 ℃/1.60 kPa (12 mmHg)。低毒,但对皮肤有刺激,触及皮肤可用水洗。

19. 二硫化碳

沸点 46.3 ℃,n_D^{20} 1.631 9,d_4^{20} 1.266 1。

二硫化碳(carbon disulfide,CS_2)是有毒的化合物(可使血液和神经组织中毒),又具有高度的挥发性和易燃性,使用时必须注意,尽量避免接触其蒸气。普通 CS_2 中常含有 H_2S 和硫黄等杂质,故其味很难闻,久置后颜色变黄。

一般 CS_2 要求不高的实验,可在 CS_2 中加入少量无水 $CaCl_2$ 干燥数小时,然后在水浴中蒸馏收集。

制备较纯的 CS_2,则需将试剂级的 CS_2 用 0.5% 的 $KMnO_4$ 水溶液洗涤 3 次,除去 H_2S;再用汞不断振荡除去硫,用 2.5% $HgSO_4$ 溶液洗涤,除去所有恶臭(剩余的 H_2S),再经无水 $CaCl_2$ 干燥,蒸馏收集。纯化过程反应式如下:

$$3H_2S + 2KMnO_4 \longrightarrow 2MnO_2 \downarrow + 3S \downarrow + 2H_2O + 2KOH$$

$$Hg + S \longrightarrow HgS \downarrow \qquad HgSO_4 + H_2S \longrightarrow HgS \downarrow + H_2SO_4$$

20. 乙酸

沸点 117.9 ℃,n_D^{20} 1.371 6,d_4^{20} 1.041 5。

将市售乙酸(acetic acid)在 4 ℃ 下慢慢结晶,并在冷却下迅速过滤,压干。少量的水可用 P_2O_5 (10 g·L^{-1})回流干燥几小时除去。

乙酸对皮肤有腐蚀作用,接触到皮肤或溅到眼睛里时,要用大量水冲洗。

21. 乙酸酐

沸点 139.6 ℃,n_D^{20} 1.390 1,d_4^{20} 1.082 8。

加入无水乙酸钠(20g·L^{-1})回流并蒸馏,乙酸酐(acetic anhydride)对皮肤有严重腐蚀作用,使用时需戴防护眼镜及手套。

22. 乙酸乙酯

沸点 77.1 ℃,n_D^{20} 1.372 3,d_4^{20} 0.900 3。

分析纯的乙酸乙酯(ethyl acetate)含量为 99.5%,可满足一般使用要求。工业乙酸乙酯含量为 95%~98%,含有少量水、乙醇和乙酸,可用下列方法提纯。

(1) 用等体积的 5% Na_2CO_3 水溶液洗涤后,再用饱和 $CaCl_2$ 水溶液洗涤,以无水 K_2CO_3 或无水 $MgSO_4$ 进行干燥,过滤后蒸馏,收集 77 ℃ 馏分。

(2) 或于 100 mL 乙酸乙酯中加入 10 mL 乙酸酐、1 滴浓 H_2SO_4,加热回流 4 h,除去乙醇和水等杂质,然后进行分馏。馏液用 2~3 g 无水 K_2CO_3 振荡,干燥后再蒸馏,纯度可达 99.7%。

23. 亚硫酰氯

沸点 75.8 ℃,n_D^{20} 1.517 0,d_4^{20} 1.656。

亚硫酰氯(thionylchloride)又称氯化亚砜,为无色或微黄色液体,有刺激性,遇水强烈分解。工业品常含有氯化砜、一氯化硫,一般经蒸馏纯化,但经常仍有黄色。需要更高纯度的试剂时,可用喹啉和亚麻油依次重蒸纯化,但处理手续麻烦。回收率低,剩余残渣难以洗净。使用硫黄处理,操作较方便,效果好。搅拌下将硫碘(20 g·L^{-1})加入亚硫酰氯中,加热,回流 4.5 h。用分馏柱分馏,得无色纯品。

操作中药小心,本品对皮肤与眼睛有刺激性。

24. 苯胺

沸点 184.1 ℃,n_D^{20} 1.586 3,d_4^{20} 1.021 7。

因在空气中或光照下苯胺(aniline)颜色变深,故应密封储存于避光处。苯胺稍溶于水,能与乙醇、氯仿和大多数有机溶剂互溶。可与酸成盐,苯胺盐酸盐的熔点 198 ℃。

纯化方法:为除去含硫的杂质,可在少量 $ZnCl_2$ 存在下,用氮气保护,减压蒸馏,沸点 77~78 ℃/2.0 kPa(5 mmHg)。

吸入苯胺蒸气或经皮肤吸收会引起中毒症状。

25. N,N - 二甲基甲酰胺

沸点 152.8 ℃，n_D^{20} 1.430 5，d_4^{20} 0.948 7。

市售三级纯以上 N,N - 二甲基甲酰胺（N,N - dimethyl formamide，DMF）含量不低于 95 %，主要杂质为胺、氨、甲醛和水。常压蒸馏时会有部分分解，产生二甲胺和一氧化碳，若有酸、碱存在，分解加快。

纯化方法：先用无水 $MgSO_4$ 干燥 24 h，再加固体 KOH 振摇干燥，然后减压蒸馏，收集 76 ℃/4.79 kPa（36 mmHg）的馏分。若含水量较低时（低于 0.05 %），可用 4 型分子筛干燥 12 h 以上，再减压蒸馏。

N,N - 二甲基甲酰胺见光可慢慢分解为二甲胺和甲醛，故宜避光储存。

26. 乙腈

沸点 81.6 ℃，n_D^{20} 1.344 2，d_4^{20} 0.785 7。

乙腈（acetonitrile）是惰性溶剂，可用于反应及重结晶。乙腈与水、醇、醚可任意混溶，与水生成共沸物（含乙腈 84.2 %，沸点 76.7 ℃），市售乙腈常含有水、不饱和腈、醛和胺等杂质，化学纯以上的乙腈含量高于 95 %。

纯化方法：可将试剂乙腈用无水 K_2CO_3 干燥，过滤，再与 P_2O_5（20 g·L^{-1}）加热回流，直至无色，用分馏柱分馏。乙腈可储存于放有分子筛的棕色瓶中。乙腈有毒，常含有游离 HCN。

27. 吡啶

沸点 115.5 ℃，n_D^{20} 1.509 5，d_4^{20} 0.981 9。

分析纯的吡啶（pyridine）含有少量的水，但可供一般应用，如需制备无水吡啶，可与粒状 NaOH 或 KOH 回流，然后进行蒸馏，即得无水吡啶。吡啶容易吸水，蒸馏时要注意防潮。

28. 四氢呋喃

沸点 67 ℃，n_D^{20} 1.407 3，d_4^{20} 0.889 2。

四氢呋喃（tetrahydrofuran，THF）是具有乙醚气味的无色透明液体。市售的四氢呋喃含有少量水和过氧化物（过氧化物的检验和除去方法同乙醚）。可将市售无色四氢呋喃用粒状 KOH 干燥，放置 1～2 天。若干燥剂变形，产生棕色糊状物，说明含有较多水和过氧化物。经上述方法处理后，可用氢化锂铝（$LiAlH_4$）在隔绝潮气下回流（通常 1 000 mL 四氢呋喃需 2～4 g 氢化锂铝），以除去其中的水和过氧化物，然后蒸馏，收集 66～67 ℃的馏分。蒸馏时不宜蒸干，防止残余过氧化物爆炸。

精制后的四氢呋喃应在氮气中保护，如需久置，应加入 0.025 % 的抗氧剂 2,6 - 二叔丁基 - 4 - 甲基苯酚。

29. 二甲亚砜

沸点 189 ℃，n_D^{20} 1.478 3，d_4^{20} 1.095 4。

二甲亚砜（dimethyl sulfoxide，DMSO）为无色、无味、微带苦味的吸湿性液体，是一种优异的非质子极性溶剂，常压下加热至沸腾可部分分解。市售试剂二甲亚砜含水量约为 1 %。纯化时，通常先减压蒸馏，然后用 4Å 分子筛干燥，或用 CaH_2 粉末搅拌 48 h，再减压蒸馏，收集 64～65 ℃/533 Pa（4 mmHg）的馏分。蒸馏时，温度不宜高于 90 ℃，否则会发生歧化反应生成二甲砜和二甲硫醚。二甲亚砜与某些物质（如 NaH、HIO_4 或 $Mg(ClO_4)_2$ 等）

混合时可发生爆炸,应注意安全。

30. 二氧六环

沸点 101.5 ℃(熔点 12 ℃),n_D^{20} 1.422 4,d_4^{20} 1.033 7。

又称 1,4 - 二氧六环(dioxane),与水互溶,无色,易燃,能与水形成共沸物(含量为 81.6 %,沸点 87.7 ℃),普通品中含有少量二乙醇缩醛与水。

纯化方法:500 mL 二氧六环中加入 8 mL 浓盐酸和 50 mL 水的溶液,回流 6 ~ 10 h,回流过程中,慢慢通入氮气,以除去生成的乙醛。冷却后,加入粒状 KOH,直到不能再溶解为止,分去水层,再用粒状 KOH 干燥 24 h。过滤,在其中加入金属钠回流 8 ~ 12 h,蒸馏,加入钠丝密封保存。

长久储存的二氧六环中可能含有过氧化物,要注意除去,然后处理。

附录七　药物化学文献介绍

本附录分原始研究论文、百科全书和词典、文摘、参考书和数据库五个部分,对药物化学相关文献进行介绍。详细内容请登录本书配套的数字课程浏览。

郑重声明

高等教育出版社依法对本书享有专有出版权。任何未经许可的复制、销售行为均违反《中华人民共和国著作权法》，其行为人将承担相应的民事责任和行政责任；构成犯罪的，将被依法追究刑事责任。为了维护市场秩序，保护读者的合法权益，避免读者误用盗版书造成不良后果，我社将配合行政执法部门和司法机关对违法犯罪的单位和个人进行严厉打击。社会各界人士如发现上述侵权行为，希望及时举报，我社将奖励举报有功人员。

反盗版举报电话　（010）58581999　58582371
反盗版举报邮箱　dd@hep.com.cn
通信地址　北京市西城区德外大街4号　高等教育出版社法律事务部
邮政编码　100120

读者意见反馈

为收集对教材的意见建议，进一步完善教材编写并做好服务工作，读者可将对本教材的意见建议通过如下渠道反馈至我社。

咨询电话　400-810-0598
反馈邮箱　gjdzfwb@pub.hep.cn
通信地址　北京市朝阳区惠新东街4号富盛大厦1座
　　　　　高等教育出版社总编辑办公室
邮政编码　100029

防伪查询说明

用户购书后刮开封底防伪涂层，使用手机微信等软件扫描二维码，会跳转至防伪查询网页，获得所购图书详细信息。

防伪客服电话　（010）58582300